どんなふうに見えるかな？

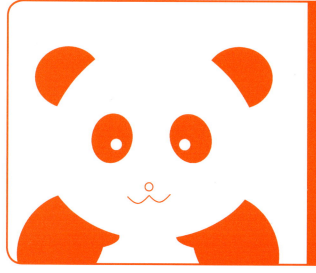
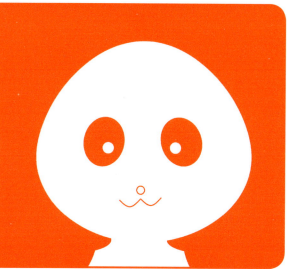

どっちがパンダに見える？

左はパンダに見えるが、右は宇宙人の顔のようにも見える。左のパンダは、顔のりんかくがあるように見えるが、じつはりんかくは書かれていない。
（新井仁之・新井しのぶ作）

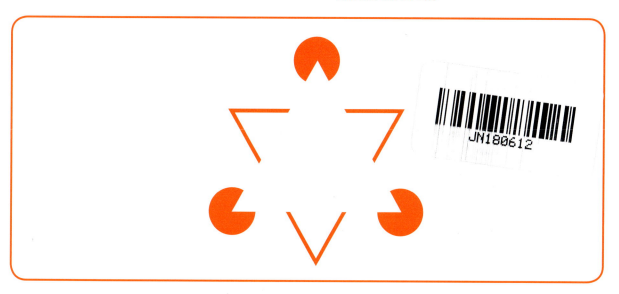

白い三角形が見える？

白い三角形があるように見えるが、りんかくの線はかかれていない。1955年にイタリアの心理学者カニッツァが錯視を説明するために発表した。

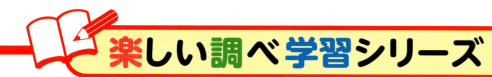

脳のひみつ

しくみ、はたらきがよくわかる！

[監修] 川島隆太

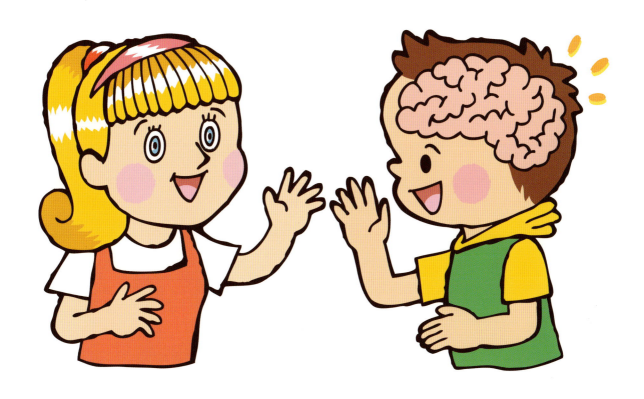

PHP

はじめに 脳のしくみと、頭がよくなる方法

　わたしたちが何かを考えたり、体を動かしたりできるのは、すべて、わたしたちの脳がはたらくからです。「わたし」という気持ちも、脳のはたらきによって生まれてきます。脳はわたしたちの頭の中にありますが、未だによくわかっていない「ひみつ」をたくさんもっています。こうした脳の「ひみつ」を解き明かし、よりよくはたらく脳をもつことができれば、勉強や運動など、何でもじょうずにできるようになれると考えられています。

　この本は、脳のひみつにせまる第一歩を、みなさんといっしょに経験するためにつくりました。

　さて、では、どうすればよりよくはたらく脳をもつことができるのでしょうか？　脳といっても、わたしたちの体の一部です。毎日運動をすれば、体がたくましく育つように、脳も毎日たくさん使えば、よりよくはたらく脳になります。体には、目、耳、口、手、足など、いろいろな部分があり、それぞれちがった仕事をしています。脳も同じです。脳にもさまざまな場所があり、それぞれちがった仕事をしているのです。

　勉強や運動などがじょうずにできるようにする仕事をしているのは、大脳の前頭葉にある前頭前野という場所であると考えられています。前頭前野がどこにあるのか、この本で調べてみてください。どうすればみなさんの前頭前野をより元気にすることができるのかというひみつも、この本に書いてあります。

　少しだけヒントをあげましょう。ひとつ目は、どんなに退屈なことであっても、いっしょうけんめい、そして少しだけ速くやれるように努力をすることです。2つ目は、学校の勉強にひみつがあります。

　さあ、この本を最後まで読んで、自分の脳を自分で育ててみましょう。

東北大学教授　川島 隆太

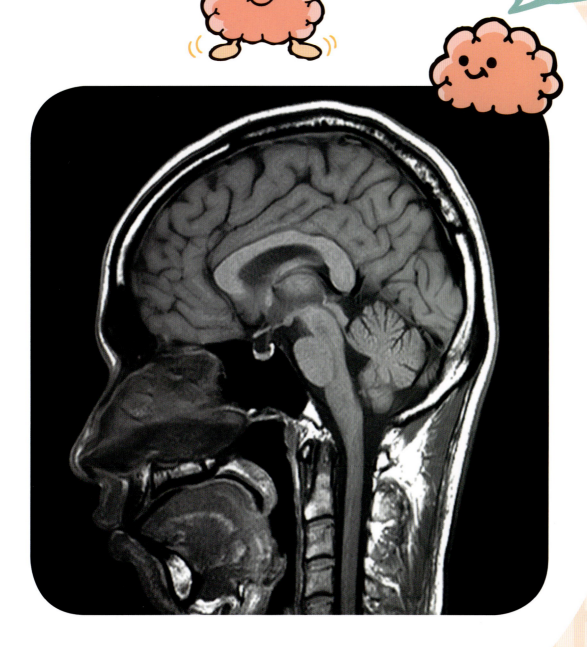

もくじ

はじめに　脳のしくみと、頭がよくなる方法 …………………… 2
この本の使い方 …………………………………………………… 6

第1章　脳って何？

- のぞいてみよう　頭の中にある脳 ………………………… 8
- くらべてみよう！　子どもの脳、おとなの脳 …………… 10
- どこがちがう？　いろいろな動物の脳 …………………… 12
- 大切なはたらき①　命を守る脳 …………………………… 14
- 大切なはたらき②　ヒトは脳で感じる …………………… 16
  - コラム　よく感じる部分はどこ? …………………………… 17
- 大切なはたらき③　ヒトは脳で考える …………………… 18
- つながる　脳と体 …………………………………………… 20
- 外の情報を脳へ伝える　神経細胞の役割 ………………… 22
- どうやって見るの?　脳の中を調べる方法 ……………… 24
- みんなで考えよう　発達障害とは何? …………………… 26
- 脳死とは何?　脳死判定と臓器移植法 …………………… 28
  - コラム　年をとると、ものわすれが多くなるの? ………… 30

第2章 脳のふしぎ

- 知っておきたい　記憶のしくみ ……………………… 32
- はたらかせるだけではダメ　脳を休ませることも大事 …… 34
- こんなにちがう　左脳と右脳 ………………………… 36
  - コラム　右利きと左利きのふしぎ ………………… 37
- 脳はかんたんにだまされる　錯視のふしぎ ………… 38
- なぜだろう?　「こわい!」と思うしくみ …………… 40
- 知っておきたい　「やる気」を出すコツ …………… 42
- 勉強する前のよい習慣　ごはんをしっかり食べよう! … 44
  - コラム　ミトコンドリアのはたらき ……………… 45
- こんなときは注意しよう!　脳がはたらかない …… 46
  - コラム　どこがちがう?　男性の脳と女性の脳 … 48

第3章 脳トレのひみつ

- 頭がよくなる　「脳トレ」って何? …………………… 50
- 脳トレで上達する!　運動と音楽 …………………… 52
- 脳トレできたえよう!　語学力 ……………………… 54
- ためしてみよう!　脳の準備運動 …………………… 56
  - コラム　「ながら」勉強はダメ ……………………… 57
- きたえよう!　ひらめく力 …………………………… 58

巻末付録　脳トレ計算問題 …………………………… 60
さくいん ……………………………………………… 62

この本の使い方

第1章
脳って何？

脳は、部位ごとにいろいろなはたらきをしています。1章では、脳のしくみや神経の機能について解説します。

第2章
脳のふしぎ

脳は、記憶や感情と深い関係があります。2章では、脳のふしぎな機能について解説します。

第3章
脳トレのひみつ

脳をきたえると、運動能力や語学力が向上します。3章では、脳をきたえる方法をしょうかいします。

こうやって調べよう

◆ **もくじを使おう**
知りたいことや興味があることを、もくじからさがしてみましょう。

◆ **さくいんを使おう**
知りたいことや調べたいことがあるときに、さくいんを見れば、それが何ページにのっているのかがわかります。

第1章
脳って何？

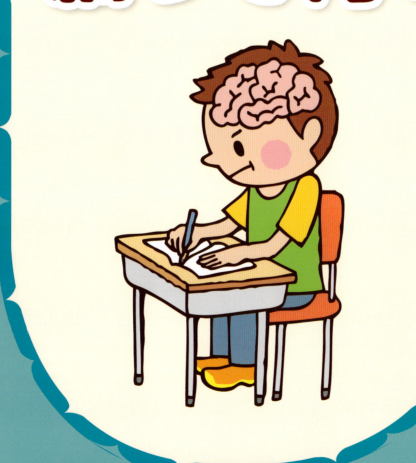

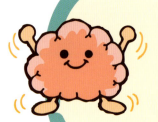

のぞいてみよう
頭の中にある脳

脳がはたらくことによって、わたしたちはいろいろなことができます。

ヒトの脳のつくり

　頭の中には、わたしたちが生きていくために欠かせない「脳」があります。

　ヒトの脳は大脳、小脳、脳幹の3つに大きく分けることができます。いちばん大きいのが大脳で、小脳は大脳の下に、脳幹は小脳の前にあります。

　脳は、ピンク色に近いクリーム色をしています。グミキャンディーのようにやわらかいので、頭がい骨とよばれるかたい骨で守られています。

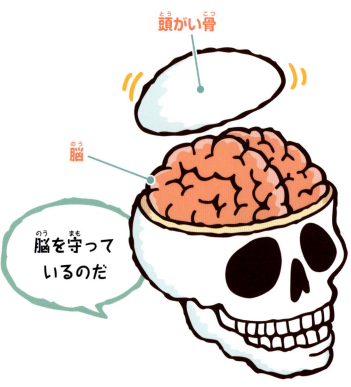

頭がい骨

脳

脳を守っているのだ

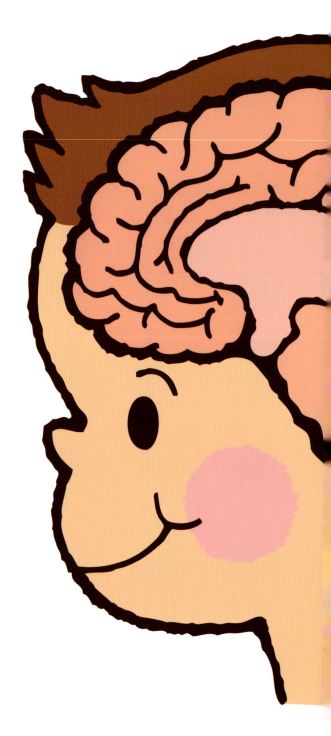

大脳
もっとも主要な部分で、脳全体の80％をしめる。記憶や思考、言語能力などを担当している。

小脳
容積は脳全体の約10％。姿勢を保ったり、体をうまく動かしたりするためにはたらいている。

脳幹
心臓を動かしたり、呼吸や体温の調整をしたりするなど、命を保つために欠かせないはたらきをする。

ヒトの脳のはたらき

脳は、ヒトが生命を維持し、まわりの世界に適応するために指揮者のようなはたらきをしています。脳は、神経を通して全身の皮ふや筋肉、さまざまな器官とつながっています。目に見えるもの、音やにおいなどの情報は神経を通して脳に送られ、それらの情報に反応する体の動きなどの指令が、脳から神経を通して全身に送られます。

また、脳は情報を整理して記憶したり、考えたり、想像したりします。本を読んだり友だちと話したり、計算をしたりすることができるのも、脳がはたらいているからです。

うれしくなったり悲しくなったり、だれかをすきになったりする感情も、脳のはたらきと関係しているのです。

第1章 脳って何？

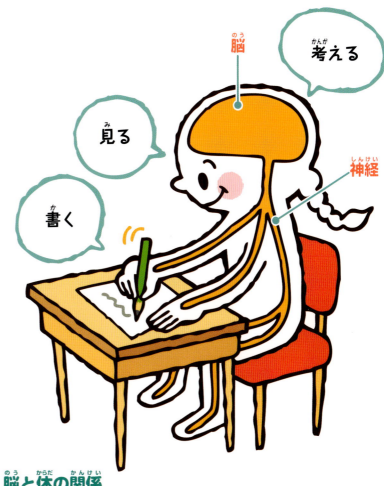

脳と体の関係
脳は、神経を通して体のすみずみに指令を出す。問題文を読み、考え、答えを書くことができるのも、脳のはたらきのおかげだ。

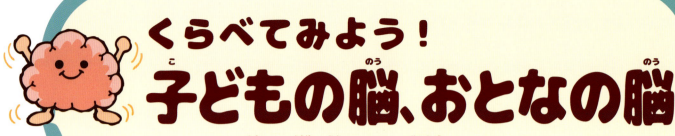

くらべてみよう！
子どもの脳、おとなの脳

脳は、体と同じように成長します。

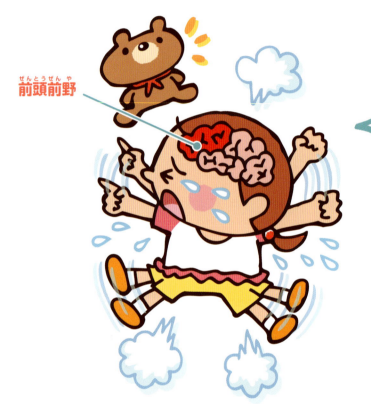

前頭前野

買ってー!!

3歳
赤ちゃんの脳の重さは男の子で約400g、女の子で約350gだが、生まれてすぐに急速に成長し、3〜5歳で成人の80％近くの重さになる。おもちゃを買ってほしいときにだだをこねるのは、前頭前野が発達していないため。

脳が成長するしくみ

　ヒトの脳は、お母さんのおなかの中にいるときから成長を続け、生まれる前に基本的な構造がほぼ完成します。生まれてすぐの赤ちゃんの脳は、体温・呼吸・血圧の調節など、命を保つためのはたらきをします。

　しかし、ものごとを複雑に考えたり、ほしいものをがまんしたりする機能は、まだ発達していません。

　ヒトはがまんをするとき、大脳の「前頭前野」という部分がはたらきます。前頭前野は11歳

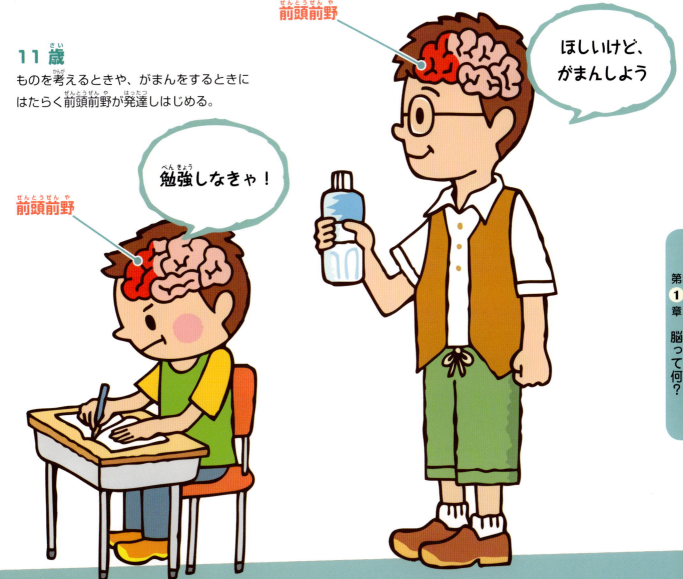

ごろから30歳ごろまでゆっくり発達し続けます。その中でも、思春期（15歳前後）から前頭前野は急激に発達するため、高校生を過ぎたころから、ものごとを複雑に考えることがうまくできるようになります。たとえば、店でほしいものを見たときに、いま、もっているおこづかいでは足りないので、買うのをがまんしようという気持ちになるのも、前頭前野のはたらきです。

どこがちがう？
いろいろな動物の脳

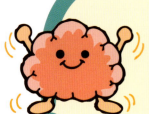

せきつい動物の脳は、大脳・小脳・脳幹からなります。

脳の大きさくらべ

ヒトや魚のように、背骨のある動物をせきつい動物といいます。せきつい動物は、魚類・両生類・爬虫類・鳥類・ほ乳類に分けられますが、どれも似たつくりの脳をもっていて、大脳・小脳・脳幹からできています。

ただし、動物によって脳の全体の大きさやそれぞれの部位の割合はことなります。動物の生活環境や活動する範囲によって、脳のはたらきがちがうからです。

魚類・両生類・爬虫類は、生きるための本能にかかわる脳幹の割合が大きく、鳥類は運動に関係する小脳が大きな割合をしめています。ほ乳類は思考や記憶を担当する大脳が大きく発達しています。

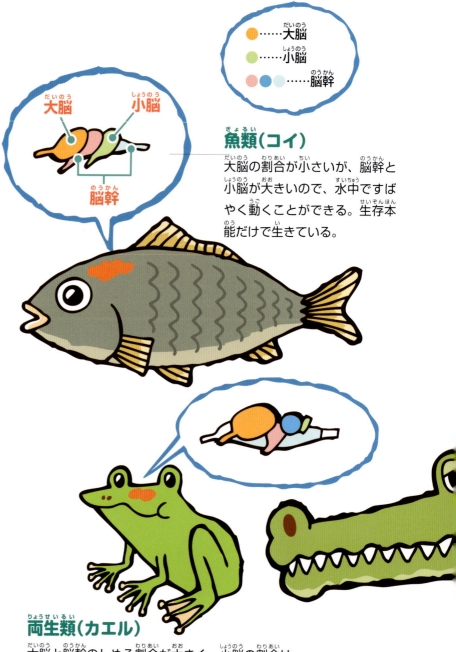

……大脳
……小脳
……脳幹

魚類（コイ）
大脳の割合が小さいが、脳幹と小脳が大きいので、水中ですばやく動くことができる。生存本能だけで生きている。

両生類（カエル）
大脳と脳幹のしめる割合が大きく、小脳の割合は魚類より小さい。一般に、魚よりも動きがおそい。

しわが多いヒトの脳

ニホンザルやチンパンジー、ヒトのなかまを霊長類といいます。このなかまは、大脳のいちばん外側をおおう「大脳皮質」が発達していて、複雑な情報処理をすることができます。

とくに、ヒトの大脳皮質はしわが多く、より深く複雑になって表面積をふやしました。小脳も大きくなり、指先での細かい作業や複雑な動きも可能になったのです。

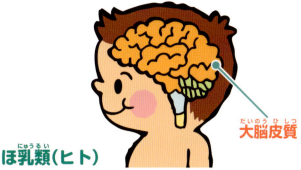

ほ乳類（ヒト）

ヒトの大脳はしわのよったクルミのような形をしている。発達した大脳皮質のはたらきによって、思考や感情など、ヒトだけのとくちょうが生まれ、ことばを生み出した。ヒトの大脳のしわをのばすと、新聞紙1ページ分の面積とだいたい同じ広さ（約2494.8㎠）になる。ラットでは切手1枚分ほど（約4.16㎠）、サルでは郵便はがき1枚分ほど（約148㎠）の面積だ。

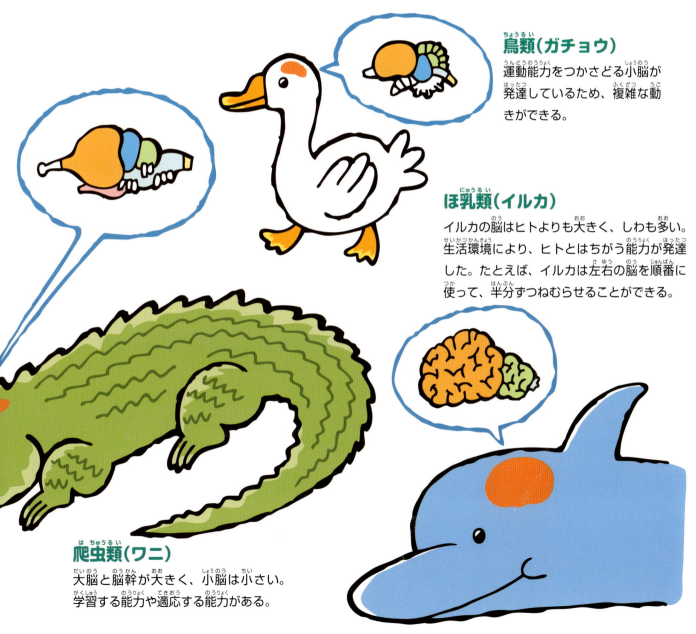

鳥類（ガチョウ）
運動能力をつかさどる小脳が発達しているため、複雑な動きができる。

ほ乳類（イルカ）
イルカの脳はヒトよりも大きく、しわも多い。生活環境により、ヒトとはちがう能力が発達した。たとえば、イルカは左右の脳を順番に使って、半分ずつねむらせることができる。

爬虫類（ワニ）
大脳と脳幹が大きく、小脳は小さい。学習する能力や適応する能力がある。

第1章 脳って何？

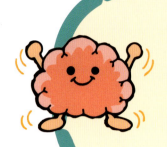

大切なはたらき①
命を守る脳

脳は、無意識のうちに命を守るはたらきをしています。

脳幹は命を守る

脳のおくにある脳幹は、大脳から脊髄(→p.20)へとつながる柱のような形をしています。
脳幹は「中脳」「橋」「延髄」からなります。脳幹からは自律神経や体性神経(→p.20)などのいろいろな神経が出ていて、脳と全身をつなぎ、血圧、心拍数、体温や感覚、運動をコントロールしています。

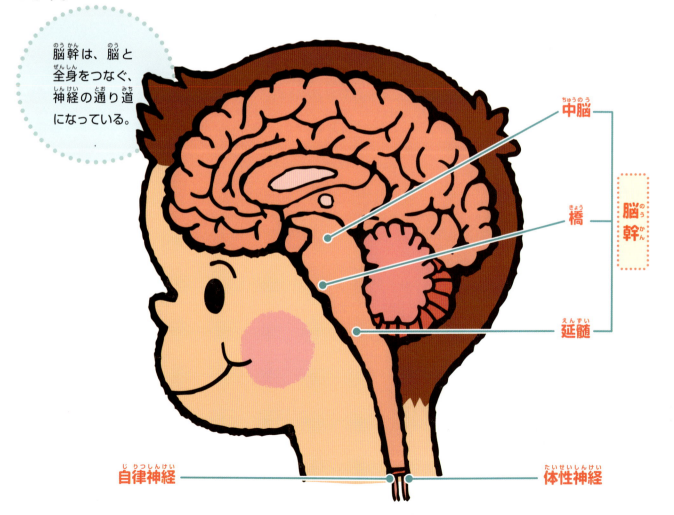

脳幹は、脳と全身をつなぐ、神経の通り道になっている。

脳幹の大切なはたらき

わたしたちは意識していませんが、脳幹は、呼吸や睡眠、体温、心拍数の調整といった命を守るための活動にかかわっています。心拍数とは、心臓が血液を送り出したり、くみ上げたりする運動の回数です。脳幹が損傷を受けると、全身に障害をおよぼすこともあります。場合によっては、命を保つための活動ができなくなり、やがて大脳も活動を停止して死んでしまいます。

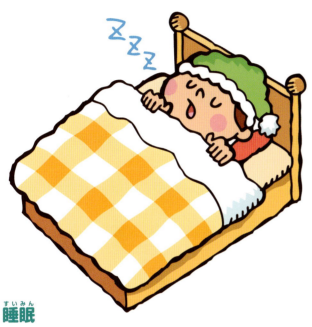

睡眠
脳幹は、ねむったり、目覚めたりすることにもかかわっている。

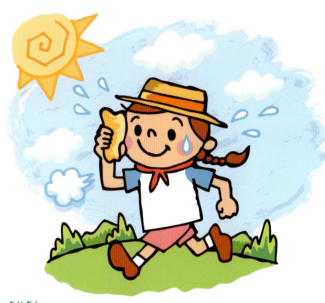

体温
あせをかいたり、体温を調節したりすることも、脳幹の役目だ。

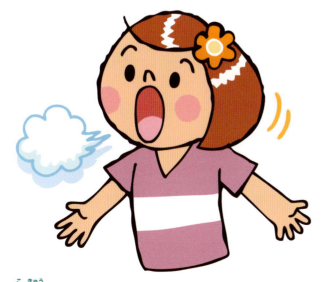

呼吸
呼吸の調節や顔面の運動などにも脳幹がかかわっている。

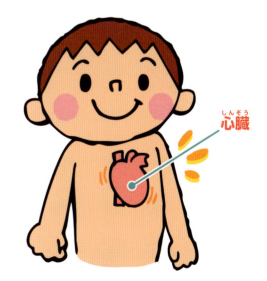

心拍数・血圧
心拍数や血圧の調整にも脳幹がかかわっている。

大切なはたらき②
ヒトは脳で感じる

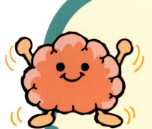

生きるためには、外部のようすを感じとり、反応しなければなりません。

大脳皮質の役割分担

目・耳・鼻・皮ふ・舌は、外部の情報を受けとるためのもので、「感覚器」といいます。感覚器は外部の情報を集めるだけで、「おいしい」とか「かわいい」と感じるのは脳のはたらきによるものです。

大脳の表面をおおう大脳皮質は、その場所によって前頭葉、頭頂葉、側頭葉、後頭葉に分けられ、さらに受けもっている仕事（役割）によっていくつかの部分に分けられています。たとえば、「頭頂連合野」では、目で見た情報をもとに空間や位置を理解します。「側頭連合野」では、聴覚情報を処理したり、視覚情報によってその物体が何であるかを認識したりします。

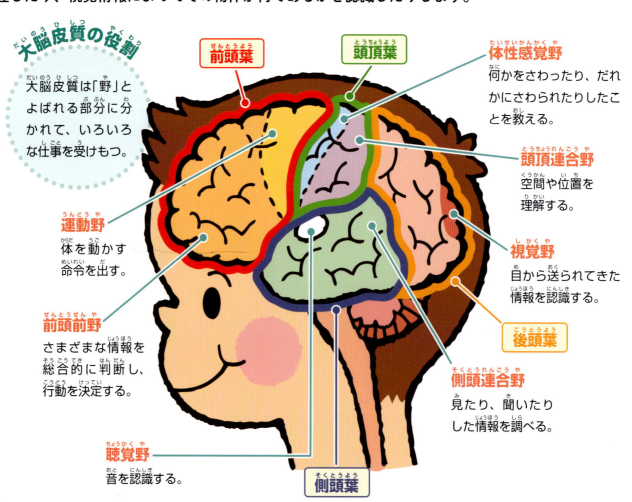

大脳皮質の役割
大脳皮質は「野」とよばれる部分に分かれて、いろいろな仕事を受けもつ。

- **前頭葉**
- **頭頂葉**
- **体性感覚野**：何かをさわったり、だれかにさわられたりしたことを教える。
- **頭頂連合野**：空間や位置を理解する。
- **運動野**：体を動かす命令を出す。
- **視覚野**：目から送られてきた情報を認識する。
- **前頭前野**：さまざまな情報を総合的に判断し、行動を決定する。
- **後頭葉**
- **側頭連合野**：見たり、聞いたりした情報を調べる。
- **聴覚野**：音を認識する。
- **側頭葉**

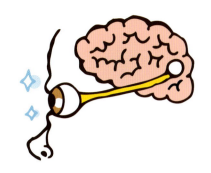
見る（視覚）
目で見たものの形や色が脳に伝わる。

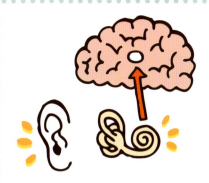
聞く（聴覚）
耳で聞いた音や声が脳に伝わる。

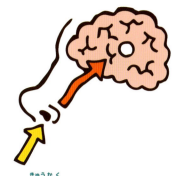
かぐ（嗅覚）
鼻でかいだにおいの感覚が脳に伝わる。

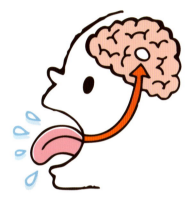
味わう（味覚）
あまさやからさなど、舌で味わった感覚が脳に伝わる。

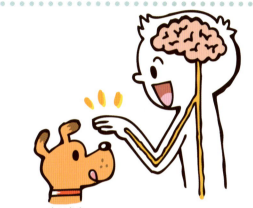
ふれる（触覚）
皮ふでふれることでそれが何であるかが脳に伝わる。

よく感じる部分はどこ？

カナダの脳神経外科医ペンフィールド（1891〜1976年）は、体性感覚野のいろいろな場所を電気で刺激し、それに対応してさわられたと感じる体の部位を図にしめしました。すると、顔やくちびる、指先を担当する大脳皮質の面積は大きく、胴体やおしりを担当する大脳皮質の面積は小さいことがわかりました。

◀ペンフィールドのこびと
ペンフィールドの図（体の各部位を担当する大脳皮質の面積比率）を立体的に表すと、きみょうな姿になる。これは、くちびるや指、顔などの皮ふはとくに感じやすく、脳の広い範囲と関係していることをしめしている。

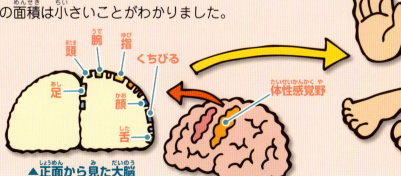

第1章 脳って何？

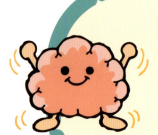

大切なはたらき③
ヒトは脳で考える

ヒトの高度な思考や判断は、大脳の前頭前野で行われます。

「人間らしさ」をになう脳

おでこのあたりにある前頭前野は、さまざまな情報をまとめて判断し、状況に適した行動を決定します。思考や創造性をになう脳の最高中枢であると考えられ、人間らしい社会的な行動や論理的な判断など、高度な精神活動にかかわる部分です。

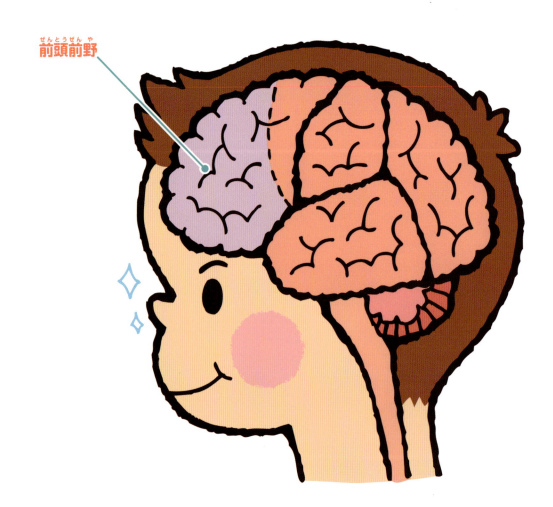

前頭前野

前頭前野のはたらき

前頭前野は、脳が進化する過程で発達してきた部分で、高等なほ乳類ほど大きくなります。ヒトがことばを使って自分の感情を話せるのは、前頭前野のはたらきのおかげです。このほかにも前頭前野は、ものごとを理解して暗記したり、気持ちを集中したり、つらいことをがまんしたり、将来を予測したりするなど、人間ならではの行動と大きくかかわっていると考えられています。

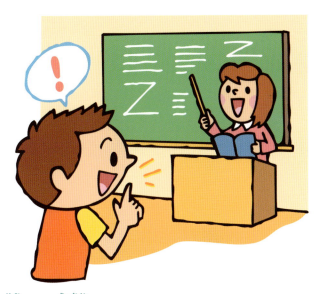

話す・理解する
ことばを話したり、ものごとを理解したりする。また、顔の表情を見て、相手の気持ちを推測するはたらきもする。

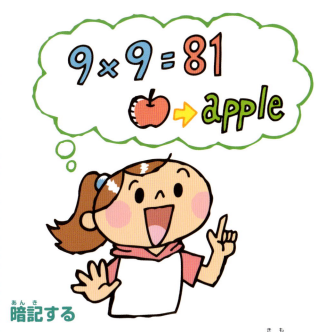

暗記する
ものごとをおぼえる。また、「やるぞ！」という気持ちをもって、くり返し暗記する。

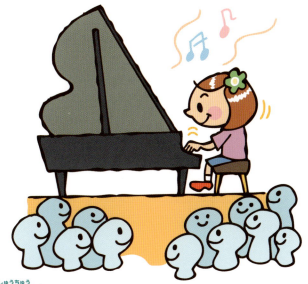

集中する
まわりの状況にまどわされず、あるひとつのことだけをいっしょうけんめいする。

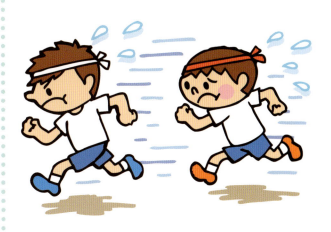

がまんする
つらいことや悲しいことがあっても、「がんばるぞ！」という気持ちをもつ。

つながる脳と体

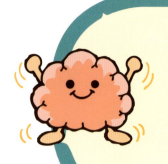

神経は、脳と体をつなぐ器官です。

中枢神経と末梢神経

神経は、「中枢神経」と「末梢神経」に大きく分けることができます。

中枢神経は、脳と脊髄からなります。末梢神経は、はたらきによって自律神経と体性神経に分類できます。自律神経は、生きることにかかわる神経です。わたしたちが意識しなくても、血圧や脈拍、体温などを自動的に調節してくれます。体性神経は、中枢神経（脊髄）と、体の各部分を結ぶはたらきをしています。

体の各部分からの情報は、全身にあみの目のようにはりめぐらされたさまざまな神経を通して、脳にとどけられます。そして、脳から神経を通り、体の各部分へ指令が送られます。体性神経のうち、この体からの情報を脳にとどけている神経が「感覚神経」です。また、脳からの指令を体にとどける神経が「運動神経」です。

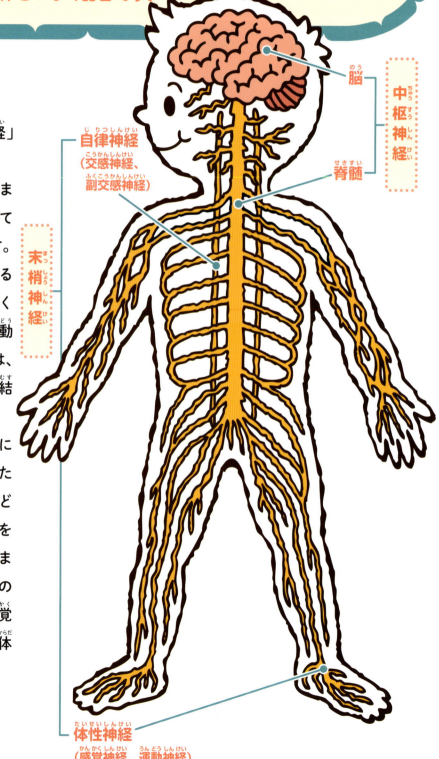

- 脳
- 脊髄
- 中枢神経
- 自律神経（交感神経、副交感神経）
- 末梢神経
- 体性神経（感覚神経、運動神経）

自律神経

　自律神経には交感神経と副交感神経があります。この2つの神経は、脊髄を通していろいろな器官につながっています。また、どちらか一方がはたらいているときに、もう一方は休むという、とくちょうがあります。

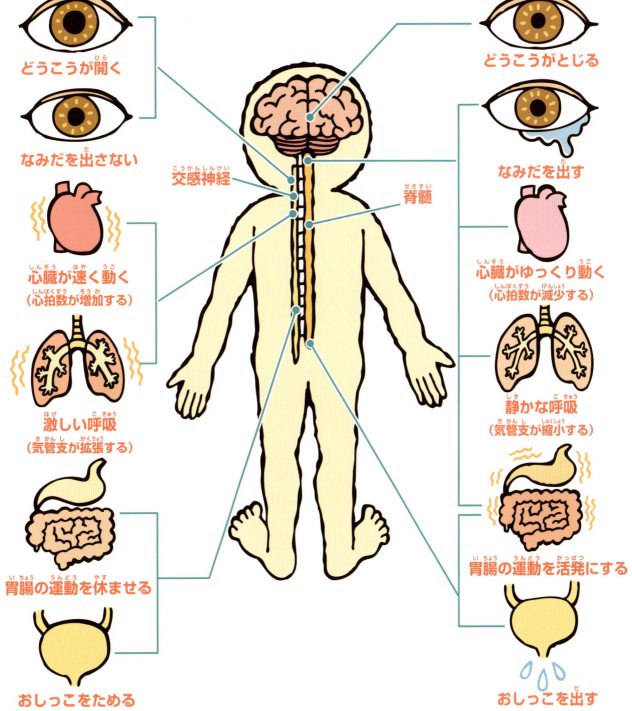

外の情報を脳へ伝える 神経細胞の役割

外から入った情報は、体内で電気信号になり、神経細胞へ伝わります。

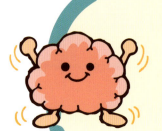

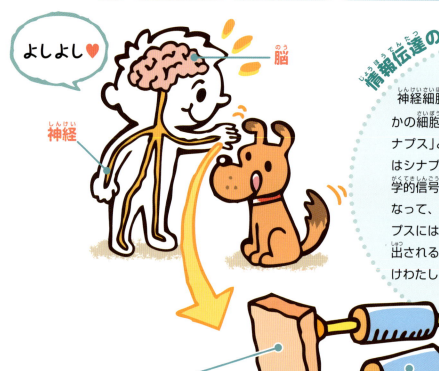

情報伝達のしくみ

神経細胞からのびる「軸索」の先と、ほかの細胞の樹状突起とのつなぎ目を「シナプス」という。神経細胞を伝わる情報はシナプスを通るときに、電気信号が化学的信号にかわり、ふたたび電気信号になって、つぎの神経細胞に伝わる。シナプスには小さなすき間があり、そこで放出されるさまざまな化学物質が信号の受けわたしを助ける。

よしよし♥

- 脳
- 神経
- 皮ふ
- ずいしょう：軸索をさやのようにおおう。
- 軸索：電気信号を伝える。長さは1mm以下から1m以上のものまである。
- 神経線維

神経細胞とグリア細胞

中枢神経の細胞には、ニューロンとよばれる「神経細胞」と「グリア細胞」の2つの種類があります。神経細胞には樹の枝のような形をした「樹状突起」があり、ほかの細胞からの信号を受けとります。グリア細胞は情報伝達のはたらきはありませんが、神経細胞を助けるはたらきをします。

大脳には神経細胞が約150億個あります。神経細胞の数は、年をとるにともなって、ゆっくりとへっていきます。それなのに成長するにつれて脳が重くなるのは、細胞どうしをつなぐネットワークが広がり、神経線維やシナプスがふえるからです。

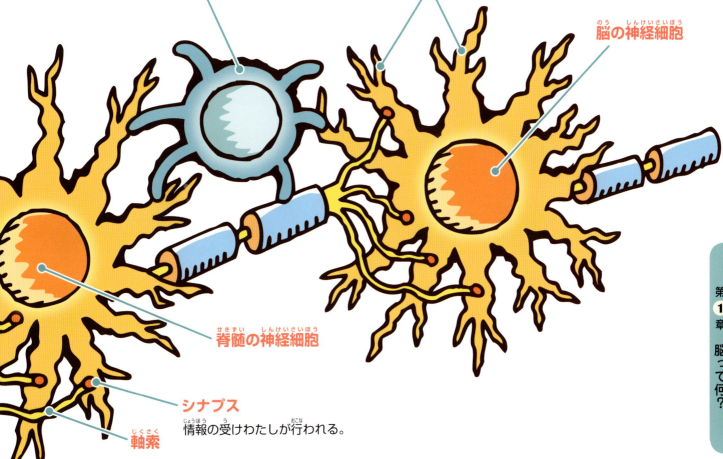

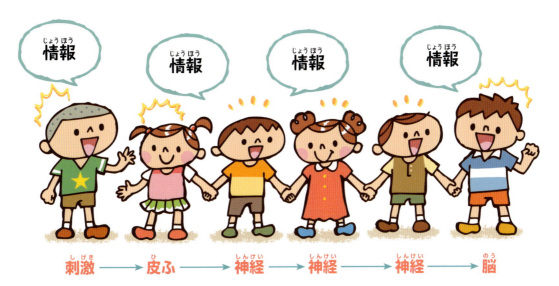

伝言ゲームのように伝わる情報

神経細胞は、情報をとなりの神経細胞につぎつぎに伝える。そのようすは、となりの友だちと手をつなぎ、伝言を伝えるようすに似ている。

どうやって見るの？ 脳の中を調べる方法

脳の構造や機能がわかるようになり、病気の治療に役立てられています。

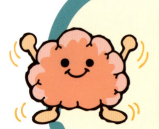

撮影法の発達と脳の病気

生きているヒトの脳を見るために、CT（X線コンピュータ断層撮影）やMRI（磁気共鳴断層撮影）、PET（陽電子放射断層撮影）、NIRS（近赤外線スペクトロスコピー、光トポグラフィー検査）など、さまざまな方法が用いられています。

これらの撮影装置の発達により、脳内を通る血管の障害や神経細胞の異常など、脳の病気の研究が進み、治療法についても少しずつわかってきました。脳にかかわる病気には、脳出血、脳梗塞、脳腫瘍、うつ病、認知症、パーキンソン病などがあります。また、発達障害（→p.26）は脳にかかわる機能障害のひとつです。

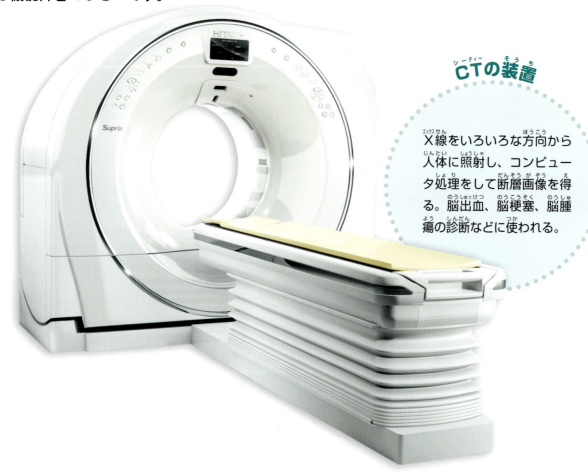

CTの装置

X線をいろいろな方向から人体に照射し、コンピュータ処理をして断層画像を得る。脳出血、脳梗塞、脳腫瘍の診断などに使われる。

MRIの装置

強い磁力と電波で脳の画像を得る。脳の形だけでなく、血管（血液）のようすを調べることもできる。

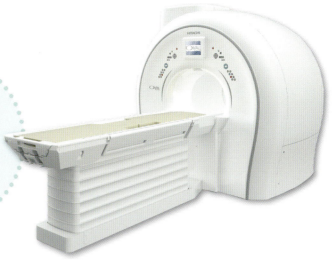

MRIで撮影したおとなの脳の画像

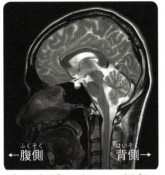
←腹側　背側→
脳を左右に分けて撮影

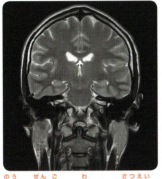
脳を前後に分けて撮影

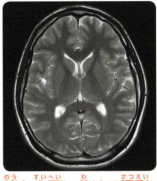
脳を水平に分けて撮影

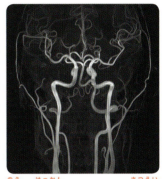
脳の血管のようすを撮影*
＊MRIを応用したMRA（磁気共鳴血管撮影）による画像。

fMRIで撮影した小学生が足し算をしているときの脳の画像

MRIを応用したfMRI（機能的MRI）という方法で撮影した画像。血液が速く流れている場所では、脳がよくはたらくことが明らかになっている。赤や黄色の場所ほど、脳がよくはたらいていることをしめす。

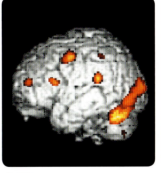
左脳

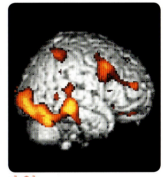
右脳

PETの装置

放射線を出す薬を注射で体内に入れ、薬の発する放射線を測定してコンピュータで画像化する。脳機能の計測やがんの診断などに使われる。写真の装置では、PETの画像のほかにCTの画像も得ることができる。

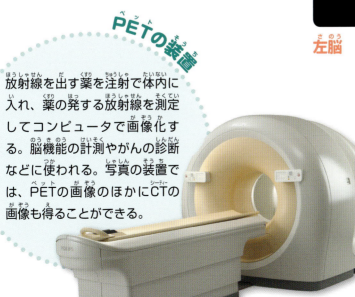

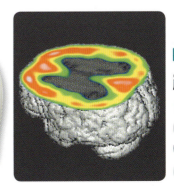

PETの画像

脳が活発にはたらいている部分は赤く、はたらいていない部分は青くうつる。

第1章　脳って何？

みんなで考えよう 発達障害とは何？

生まれつきある脳の機能障害です。症状の現れ方はさまざまです。

学習障害

全体的な知的発達におくれはないが、聞く・話す・読む・書く・計算する・推論する能力のうち、どれかを習得することがむずかしい。中枢神経に何らかの機能障害があると考えられるが、くわしくはわかっていない。

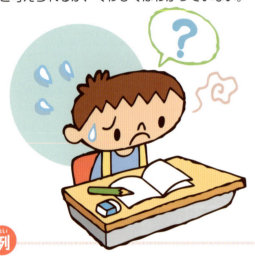

例
- ふつうの勉強はできるのに算数の計算だけができない。
- 小学校の高学年で、ひらがなが書けない。

自閉性障害

コミュニケーションの障害を中心に、さまざまな症状が見られる。生まれつきの脳の機能障害が原因と考えられている。

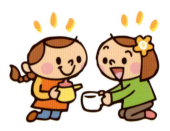

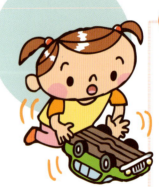

例
- 友だちとなかよくしたいが、関係をうまくつくれない。
- ひとりで遊ぶときも、おもちゃの本来の遊び方とはことなった遊び方をする。

いろいろな発達障害

発達障害は「学習障害（LD）」「自閉性障害（自閉症スペクトラム；ASD）」「注意欠陥・多動性障害（AD／HD）」「広汎性発達障害」などに大きく分けることができますが、それぞれに重なりあう症状もあり、はっきりと区別することはできません。ひとくちに「発達障害」といっても、その中身は人によってことなります。

発達障害の子どもは、生まれたときから脳に障害があるため、ほかの人たちと発達のしかたが少しことなります。そのため、人とのコミュニケーションや社会への適応がむずかしく、生活の面で問題が出てくることがあります。

注意欠陥・多動性障害

集中力がなく、すぐに気が散ってしまったり、じっとしていることができず、いつも手足を動かしている。これらが7歳になる前に現れ、学校生活や社会生活を営むうえで支障がでる。中枢神経系に何らかの原因があると考えられる。

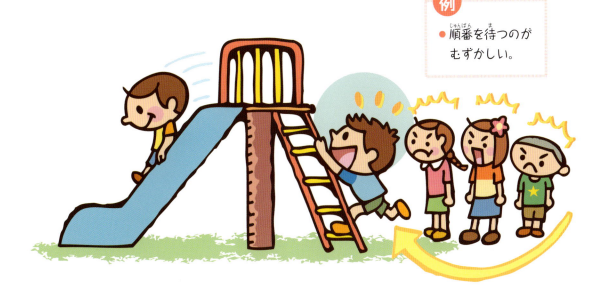

例
- 順番を待つのがむずかしい。

例
- 勉強などに気持ちを集中することがむずかしい。
- ほかの人がしていることをじゃまする。
- 手足をそわそわ動かしたり、もじもじしたりする。

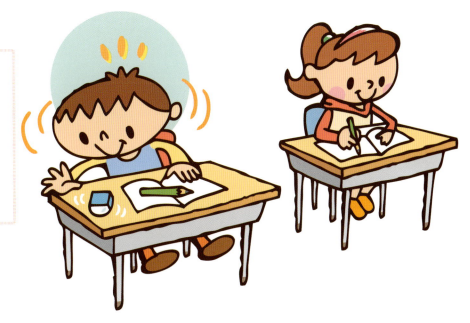

学習障害や自閉性障害、注意欠陥・多動性障害の子どもは、自分はほかの友だちとはちがうと気づき、悩んでいるかもしれません。「障害」ということばがついていますが、だれにでもちがいや個性があり、得意なことや苦手なことがあるにすぎないと考えることが大切です。

しかし、みなさんと同じように、発達障害の子どもは、苦手なことでも努力をすることでじょうずにできるようになります。また、発達障害の子どもの中には、厚い本を一度読んだだけで暗記できるなど、ふつうでは考えられないような能力を発揮する人もいます。

脳死とは何？
脳死判定と臓器移植法

脳死とは、脳全体が機能しなくなり、回復が見こめない状態のことです。

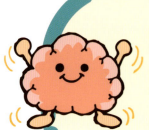

心臓が動いていても「死」

日本では、死とは「心臓死」のことでした。しかし、医療技術の進歩により、死んだ人の臓器を必要とする人に移植できるようになったことで、臓器を提供する場合にかぎり、心臓が停止する前に「脳死」を死と認めるようになりました。

日本では「臓器の移植に関する法律（臓器移植法）」という法律によって、脳死判定の基準が定められています。脳死判定は、臓器提供などを前提に脳死の法的な証明が必要な場合にのみ行われます。脳死と判定するには、必要な知識と経験をもち、かつ移植に関係のない2名の医師が、定められた5つの項目を検査し、6時間後に（6歳未満は24時間以上あけて）ふたたび検査をして確認します。

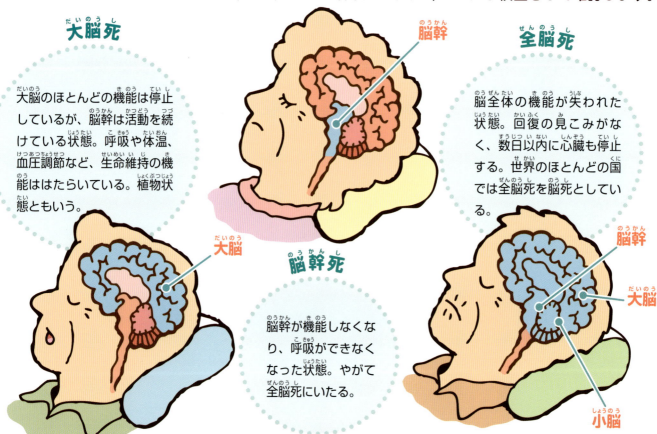

大脳死
大脳のほとんどの機能は停止しているが、脳幹は活動を続けている状態。呼吸や体温、血圧調節など、生命維持の機能ははたらいている。植物状態ともいう。

脳幹死
脳幹が機能しなくなり、呼吸ができなくなった状態。やがて全脳死にいたる。

全脳死
脳全体の機能が失われた状態。回復の見こみがなく、数日以内に心臓も停止する。世界のほとんどの国では全脳死を脳死としている。

臓器移植法と意思表示

日本では、1997年に「臓器の移植に関する法律」が施行され、脳死後の臓器提供が可能になりました。さらに、2010年に改正臓器移植法が施行され、本人が生前に拒否していないかぎり、家族の承諾で臓器の提供が可能となり、両親が認めれば子ども（15歳未満）の臓器提供も可能になりました。また、臓器を親族に優先的に提供したいという意思表示もできるようになりました。

臓器提供の意思表示の方法としては、「臓器提供意思表示カード」への記入や、「健康保険証」の裏面の意思表示欄への記入、インターネットによる意思登録などがあります。

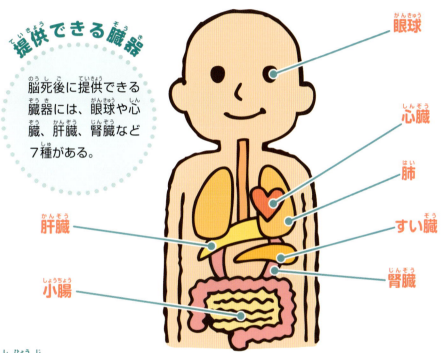

提供できる臓器
脳死後に提供できる臓器には、眼球や心臓、肝臓、腎臓など7種がある。

眼球／心臓／肺／すい臓／腎臓／肝臓／小腸

臓器提供意思表示カード

日本臓器移植ネットワークが発行していて、病院や市役所、保健所、郵便局などでもらえる。満15歳以上の人は、自分が死んだあとに自分の臓器を「あげたい」または「あげたくない」という気持ちを記入できる。提供しない気持ちについては、15歳未満の人の意思表示も有効。

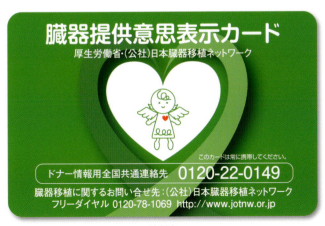

表面　　裏面

第1章　脳って何？

年をとると、ものわすれが多くなるの？

20歳のころに成長を終えた脳は、年とともに少しずつちぢんで軽くなります。これは神経細胞の数やシナプスの密度などがへってくるからです。記憶力がおとろえたり、機敏な行動がとれなくなったりするのはそのためです。

しかし、考える力や判断力には、老化によるおとろえはあまり見られません。これはシナプスの結合が続いているからです。つまり、高齢者になっても、脳を刺激してネットワークをつくり続けていけば、脳の老化をおくらせることができるのです。そのためには、新しいことを習いはじめたり、旅行に出かけたりするとよいでしょう。

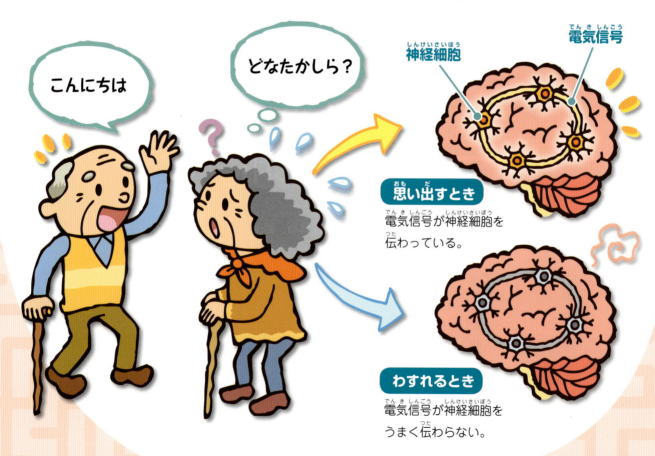

こんにちは

どなたかしら？

神経細胞　電気信号

思い出すとき
電気信号が神経細胞を伝わっている。

わすれるとき
電気信号が神経細胞をうまく伝わらない。

第2章 脳のふしぎ

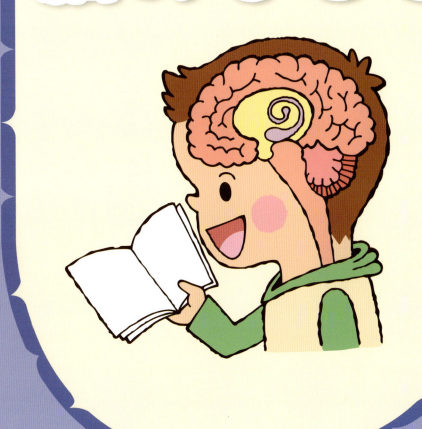

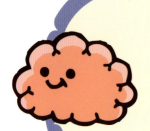

知っておきたい 記憶のしくみ

記憶にはいろいろな種類があり、保存される場所もちがいます。

ずっとおぼえている記憶と、すぐにわすれる記憶

わたしたちが体験によって見たり聞いたりして得た情報は、大脳のうち、それぞれの感覚器を担当する部分で処理されます。そして、「海馬」という器官に集められ、記憶として保存されます。記憶は、おぼえていられる時間の長さによって、短期記憶と長期記憶に分類することができます。

短期記憶は、ほんの少しの時間だけおぼえていることができる記憶です。一方、長い時間記憶が脳の中に残り続けるものを長期記憶といいます。長期記憶には、楽器の演奏や自転車の乗り方など「体でおぼえる記憶」と、人物の氏名や歴史上の出来事など「頭でおぼえる記憶」があります。「体でおぼえる記憶」は、一度おぼえると、一生を通してほとんどわすれることはありません。何十年ぶりかで自転車に乗っても、苦労せずに乗れるのはそのためです。「頭でおぼえる記憶」も、脳の中にはずっと残っているので、「わすれた」と思っていても、子どものころの記憶が、高齢者になってからせんめいに思い出される場合がよくあります。

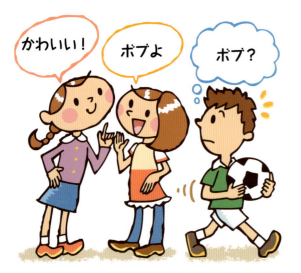

短期記憶
あまり興味のないことを聞いたときなど、その場ではおぼえていても、時間がたつとわすれてしまう記憶のこと。

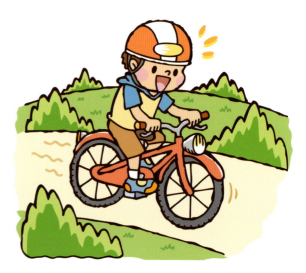

長期記憶
自転車の乗り方や歴史上の出来事など、一度おぼえるとずっとわすれない記憶のこと。

記憶力がよくなる方法

　同じ情報を何度もくり返し脳に送ると、その情報の通り道では、神経細胞どうしの結びつきが強くなり、効率よく情報が伝わるようになります。これを専門的には「長期記憶がつくられる」といいます。記憶するためには、くり返しておぼえることが大切なのです。

　また、目や耳など、複数の感覚器を通して情報を送ると、情報は強い刺激となって脳に伝わります。ですから勉強するときは、「声に出して読む」と「手を使って書く」を同時に行うと、記憶として残りやすくなります。

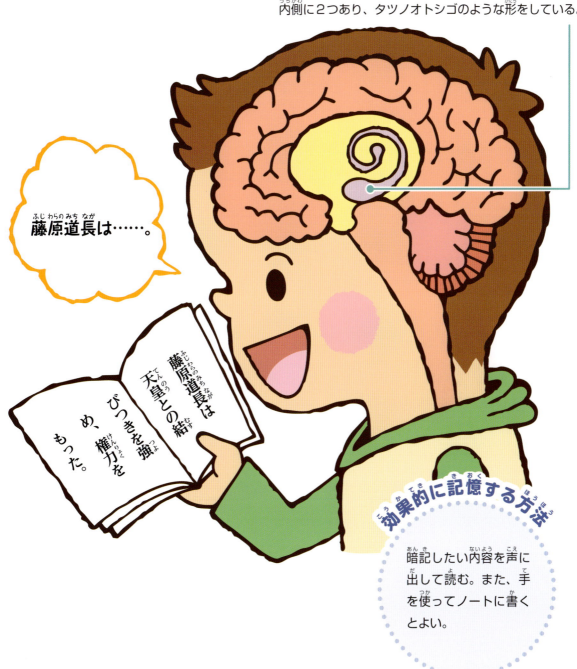

海馬
脳にとどいた情報を「記憶」として一時的に保存する。海馬は大脳の内側に2つあり、タツノオトシゴのような形をしている。

藤原道長は……。

藤原道長は天皇との結びつきを強め、権力をもった。

効果的に記憶する方法
暗記したい内容を声に出して読む。また、手を使ってノートに書くとよい。

第2章　脳のふしぎ

はたらかせるだけではダメ
脳を休ませることも大事

睡眠は記憶を整理したり、定着させたりするためにも必要です。

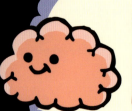

徹夜はダメ？

睡眠には体の疲れをとるはたらきがありますが、それだけではありません。脳にとって、睡眠はなくてはならないものです。わたしたちがぐっすりねむっているあいだも、脳の一部は、ねむらずにはたらいています。呼吸や脈拍、体温などを維持するためにはたらく脳幹は、ねむらなくてもいいのです。

一方、考えたり記憶したりする大脳（大脳皮質）は、定期的に休まなければいけません。睡眠不足が続くと、集中力や思考力が弱まってくるので、ねないで勉強する徹夜は効果的ではないのです。ねむくなるのは、休養が必要だという脳からのサインなのです。

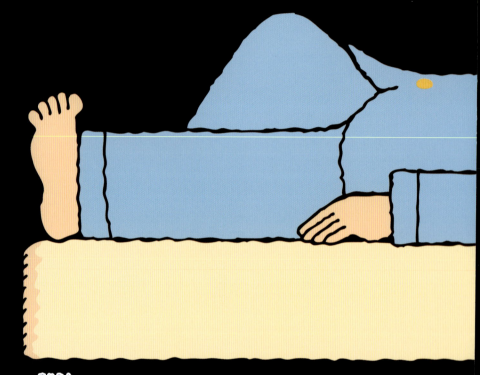

睡眠のしくみ （ねむりの深さ）

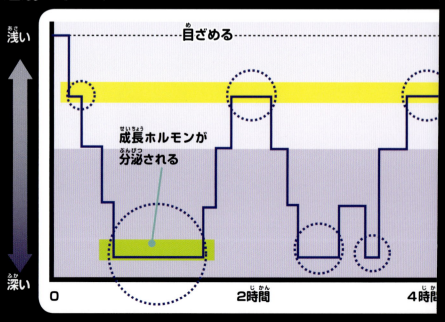

浅い／深い　目ざめる　成長ホルモンが分泌される　0　2時間　4時間

「ねる子は育つ」

わたしたちのねむりには、「レム睡眠（Rapid eye movement sleep）」とよばれる浅いねむりと、「ノンレム睡眠（Non-rapid eye movement sleep）」とよばれる深いねむりの2つの種類があり、それが1～2時間ごとにくり返されています。「レム」は「目が速く動く」ことで、まぶたの下で目がきょろきょろと動いていることを意味します。レム睡眠のあいだに、1日の記憶が整理され、必要なものが定着し、不要なものは消去されます。

わたしたちはねむると最初のノンレム睡眠がおとずれます。この深いねむりのあいだに、脳の下垂体から「成長ホルモン」という物質が出てきます。成長ホルモンは、子どもの体を大きく成長させたり、病気から体を守ったりするために必要です。

第2章 脳のふしぎ

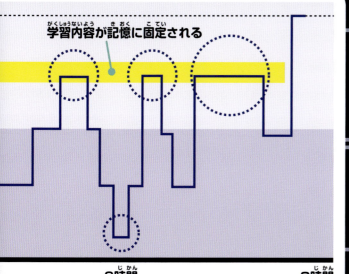

レム睡眠（夢を見ている）

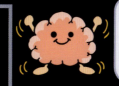

大脳がはたらき、昼に学習したことを、ねむっているあいだに復習して記憶する。

ノンレム睡眠

大脳はほとんどはたらかない。夜の10時くらいから約3時間のあいだに成長ホルモンがもっとも多く出る。徹夜や睡眠不足の状態では、成長ホルモンがうまく出なくなってしまう。

こんなにちがう
左脳と右脳

ヒトには左脳と右脳があり、それぞれがちがう仕事をします。

左右の脳はつながっている

　大脳を上から見ると、真ん中に深いさけ目があり、左脳と右脳に分かれています。左右の脳はそれぞれ別のはたらきをしています。

　左右の脳からのびる神経線維は、延髄で交差しています。右脳は左半身の情報を受けとり、左半身に信号を送り、左脳は右半身の情報を受けとって右半身に信号を送ります。また、左右の脳は「脳梁」（→p.48）とよばれる神経のたばでつながっていて、病気などで片方の脳がはたらかなくなると、元気な脳がその分まではたらき出すことがあります。

右利きの人の左脳が得意なこと

ことばや記号の情報処理。たとえば、話す・聞く・計算をするなど。

右利きの人の右脳が得意なこと

ことばや記号以外のものの情報処理。たとえば、相手の感情や音楽のメロディーを理解するなど。

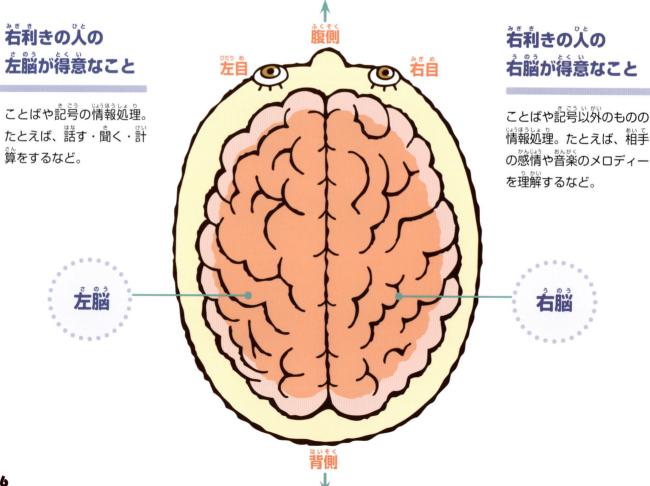

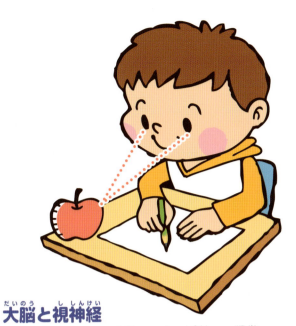
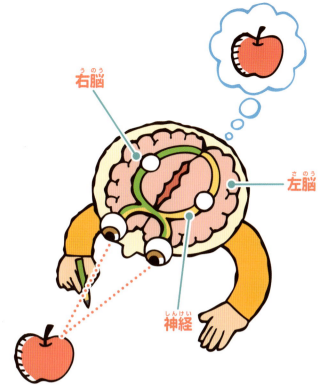

大脳と視神経

ものを見るときに、自分から見て正面より左側にあるものは、目から神経を通して右脳に送られる。右側にあるものは、神経を通して左脳に送られる。

脳と体は左右が逆

左右の脳の神経の多くは延髄で交差している（一部は交差をしていない）。
左脳からの指令はおもに右半身へ伝わり、右脳からの指令はおもに左半身に伝わる。
そのため、病気やけがなどで右脳のはたらきがそこなわれると、左半身に障害が現れる。

右利きと左利きのふしぎ

日本人の約95％は右利きです。右利きと左利きのちがいがなぜおこるのかは、くわしくはわかっていません。

しかし、脳の使い方にちがいのあることがわかっています。ことばを使うときにはたらく部分が、右利きの人のほとんどは脳の左側にあり、左利きの人の半分程度は脳の右側にあります。

第2章 脳のふしぎ

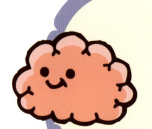

脳はかんたんにだまされる
錯視のふしぎ

脳は、見えていないものを見えていると判断してしまうことがあります。

錯視のしくみ

目から得られる視覚情報は、かならずしも正確ではありません。わたしたちは、これまで学習してきた経験や常識から、見たものの大きさやきょりを判断しているだけです。遠くにあるものは小さく見え、たいらな紙の上でも、色のこさやかげによって立体的に見えます。

しかし、その常識や知識が、ある種の先入観となって、視覚情報にまちがった解釈をあたえてしまうことがあります。本当は見えていないのに、脳が勝手に「見えている」と判断してしまうことを「錯視」といいます。

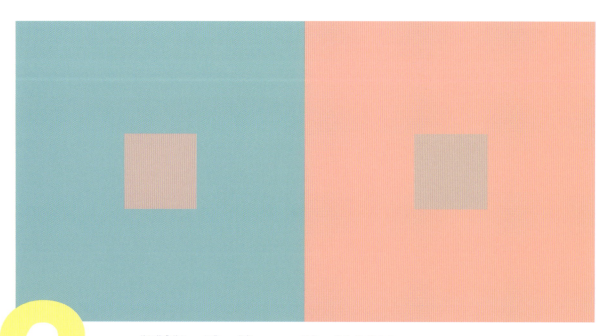

? 2つの正方形の色は同じ？（色の対比錯視）

大きな正方形の中に小さい正方形がある。左と右では、ちがう色に見えるはず。
でも、じつは両方とも同じ色だ。

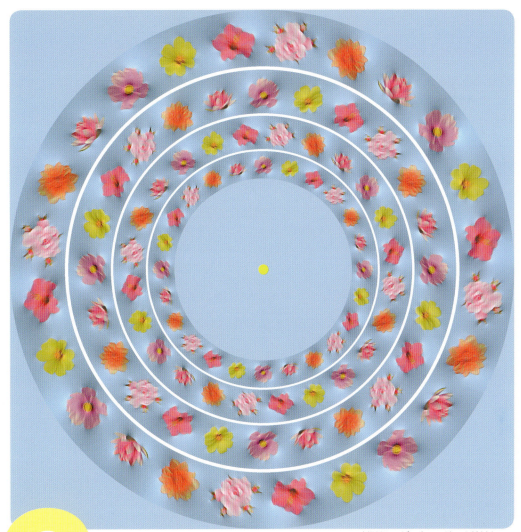

(作品名:「水に浮かぶ花の浮遊錯視」)

動いて見える?

画像の中心の黄色い丸印を見ながら、顔を絵に近づけたり、遠ざけたりしてみよう。花が円の上を動くはず。

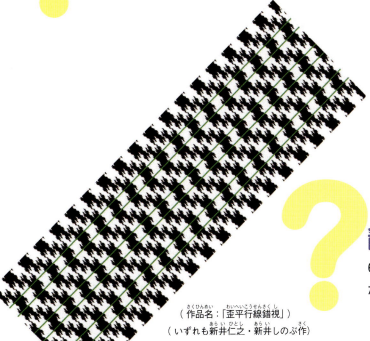

直線なのにゆがんで見える?

6本の緑の線は曲がっているように見えるが、じつはどれも直線なのだ。

(作品名:「歪平行線錯視」)
(いずれも新井仁之・新井しのぶ作)

第2章 脳のふしぎ

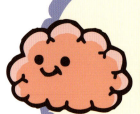

なぜだろう？
「こわい！」と思うしくみ

こわさを感じるのは、扁桃体がはたらいているからです。

扁桃体って何だろう？

ヒトの脳の中で、「きらい」や「こわい」といった感情と深くかかわっているのは、「扁桃体」とよばれる部分です。扁桃体は、記憶をつかさどる海馬ととなりあっていて、「きらい」や「こわい」の判断をするときに、過去の記憶や経験を参考にします。扁桃体をふくむ大脳辺縁系といわれる部分は脳の内側にあり、進化の早い時期にできた「古い脳」で、生きていくための本能にかかわっています。

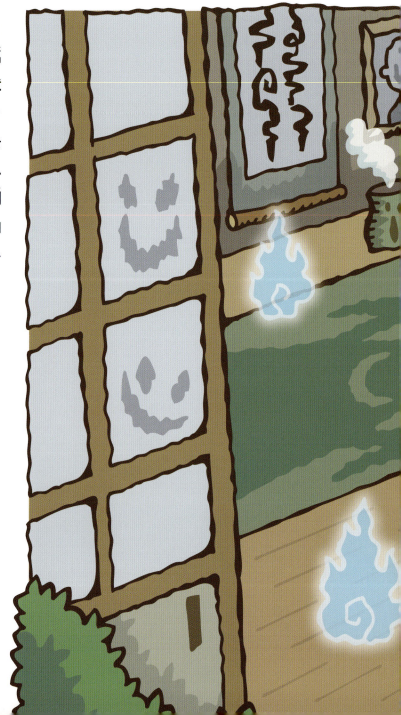

おばけがいる!?
目の錯覚や思いこみによって、見えないものが見えることがある。
これは、過去にこわい話を聞いたり、ホラー映画を見たり、おばけ屋敷に行ったりしたときに、脳の記憶に残った「こわいもの」を連想するからだ。

「こわい」と感じるしくみと反応

目や耳などからの情報が扁桃体にとどくと、過去の経験や記憶から、扁桃体が危険を認識します。つぎに、扁桃体からの情報は、神経を通ってそれぞれの器官に伝わり、「たたかう」または「にげる」などの身体的な反応や、「こわい」という感情がわきおこります。「こわい」と感じると、交感神経がはたらき、血圧や体温が変化したり、あせをかいたりします。

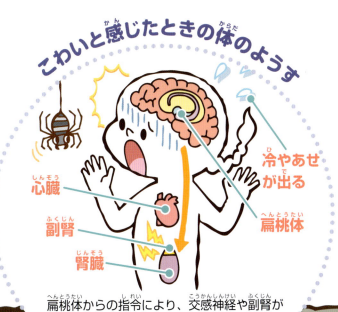

こわいと感じたときの体のようす

心臓／副腎／腎臓／冷やあせが出る／扁桃体

扁桃体からの指令により、交感神経や副腎がはたらき、心拍数が増加したり、冷やあせが出るなど、体に変化がおこる。

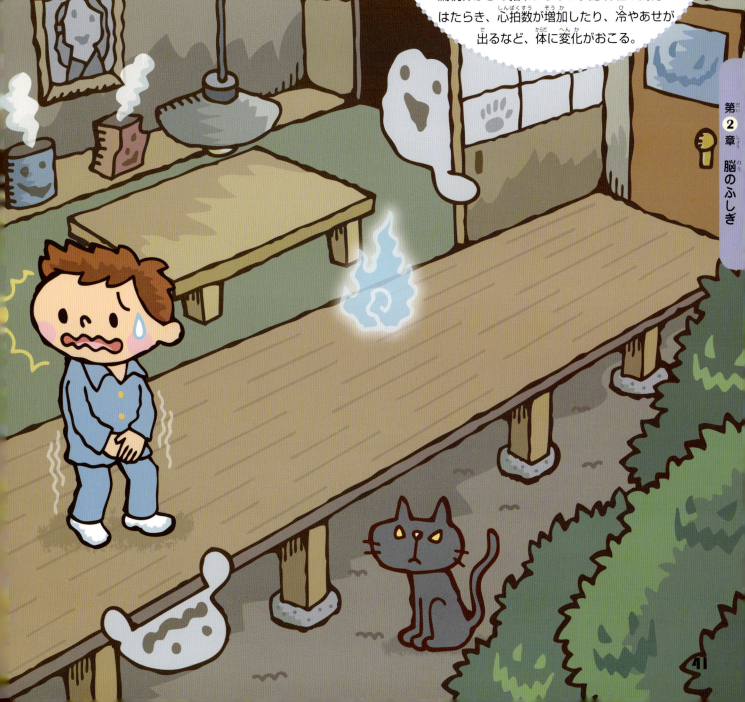

第2章 脳のふしぎ

知っておきたい「やる気」を出すコツ

「自分からのやる気」は毎日の生活習慣から生まれます。

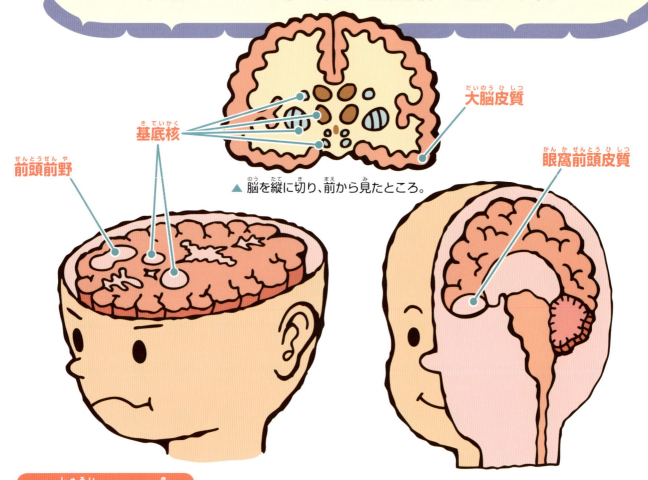

▲ 脳を縦に切り、前から見たところ。

ラベル: 前頭前野／基底核／大脳皮質／眼窩前頭皮質

2種類のやる気

みなさんは何のために勉強していますか。テストでよい点をとるため、それとも、先生や親に「勉強しなさい！」といわれるからでしょうか。もしそうだとしたら、テストがなければ、「勉強しなさい！」といわれなければ、勉強しなくてもいいことになってしまいます。

自分の夢を実現するために、自分から勉強したくてやる「自分からのやる気」と、「勉強しなさい！」といわれるから、または、ごほうびがもらえるからやる「外からのやる気」は、まったくちがいます。「やる気」の生まれる脳の場所がちがうのです。

「自分からのやる気」は、基底核と前頭前野という場所から生まれます。一方、「外からのやる気」は基底核と眼窩前頭皮質という場所から生まれます。

「自分からのやる気」を出そう！

「自分からのやる気」と「外からのやる気」をくらべると、自分からやる気を出して勉強している人のほうが、よい成績をとります。

「自分からのやる気」は、正しい生活習慣と朝食から生まれます。「早ね早おき」の習慣を身につけるとともに、栄養バランスのとれた朝食をとるように心がけましょう。

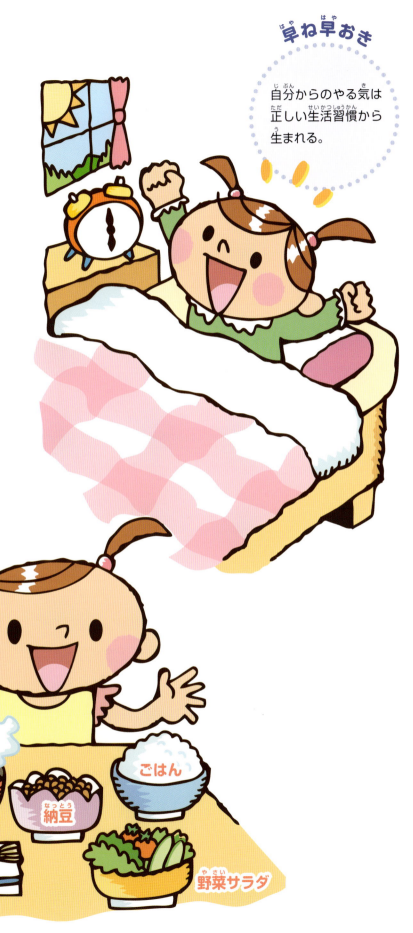

早ね早おき
自分からのやる気は正しい生活習慣から生まれる。

朝食をとる
いろいろなものを食べよう！

みそしる　納豆　ごはん　魚　野菜サラダ

第2章　脳のふしぎ

勉強する前のよい習慣
ごはんをしっかり食べよう！

脳をはたらかせるには、ブドウ糖が必要です。

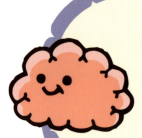

脳のエネルギー源はブドウ糖だけ

体の筋肉を動かすためにはエネルギーが必要です。同じように、脳を使うときにもエネルギーが必要です。体の臓器や筋肉は、タンパク質や脂質、糖類をエネルギー源としますが、脳のエネルギー源となるのはブドウ糖だけです。

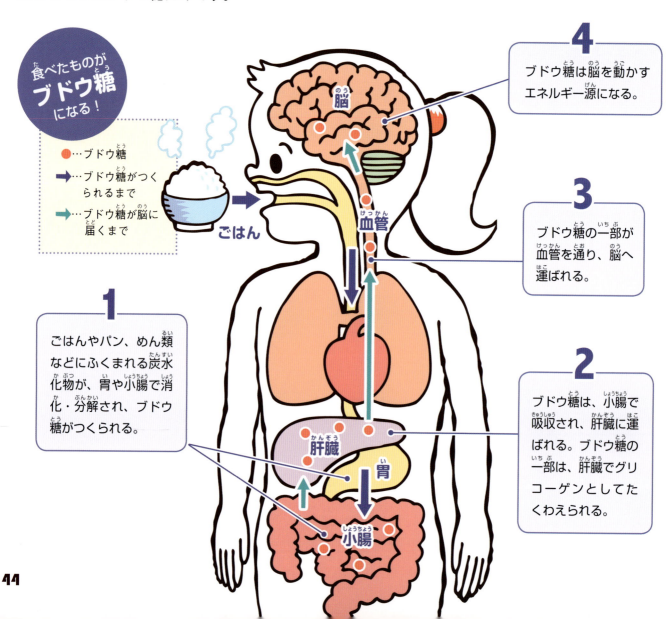

食べたものがブドウ糖になる！

- ●…ブドウ糖
- ➡…ブドウ糖がつくられるまで
- ➡…ブドウ糖が脳に届くまで

1 ごはんやパン、めん類などにふくまれる炭水化物が、胃や小腸で消化・分解され、ブドウ糖がつくられる。

2 ブドウ糖は、小腸で吸収され、肝臓に運ばれる。ブドウ糖の一部は、肝臓でグリコーゲンとしてたくわえられる。

3 ブドウ糖の一部が血管を通り、脳へ運ばれる。

4 ブドウ糖は脳を動かすエネルギー源になる。

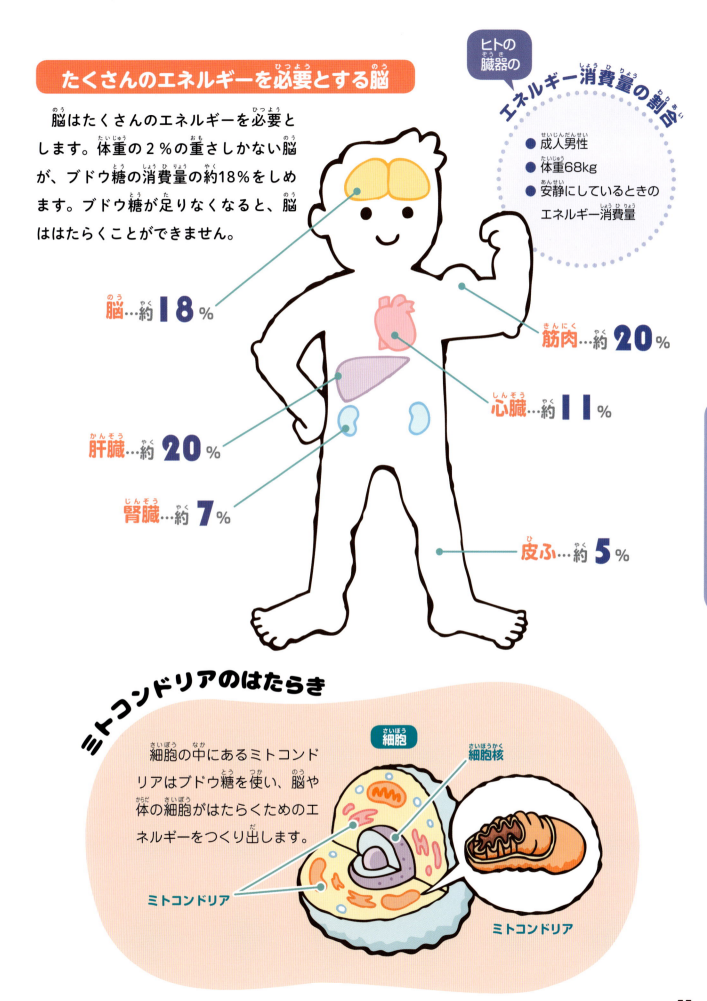

こんなときは注意しよう！
脳がはたらかない

コンピュータゲームなどをしているときは、脳の活動が低下します。

実験で明らかに!?

脳をきたえるためには、脳をたくさん使うことが大事です。ところが、コンピュータゲームをしているときや、スマートフォン（スマホ）を操作しているときなどは、大脳皮質の前頭前野の活動レベルが低下するという実験データがあります。

前頭前野のほかのはたらきもおさえられるので、集中力がなくなったり、わすれものをしたりするようになります。テレビを見ているときも、脳はほぼはたらかず、リラックスした状態になります。

脳がはたらきにくいのは、こんなとき

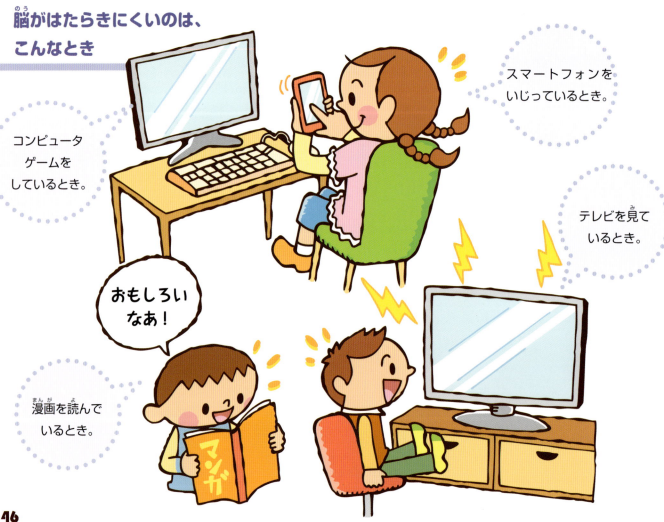

- コンピュータゲームをしているとき。
- スマートフォンをいじっているとき。
- テレビを見ているとき。
- 漫画を読んでいるとき。

おもしろいなあ！

脳が活発にはたらくとき

　パソコンで調べるよりも紙の辞書を使って調べるほうが、前頭前野がよくはたらきます。また、友だちと電話で話したり、メールで用件を伝えたりするよりも、できるだけ直接会って、顔を見て話すほうが、脳はよくはたらくのです。
　反対に、脳を休めたいときは、クラシック音楽を聴いたり、のんびりと景色をながめたりするとよいでしょう。考えごとをしているときは、さまざまな思いをめぐらせ、さぞ脳をたくさん使っているだろうと思うかもしれませんが、実際にはあまりはたらいていません。

脳がよくはたらく行動

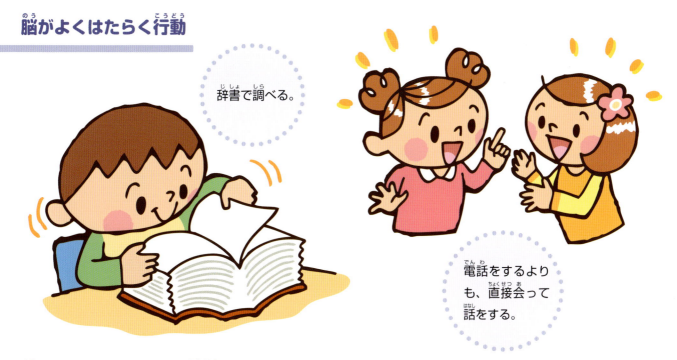

辞書で調べる。

電話をするよりも、直接会って話をする。

脳をリラックスさせる方法

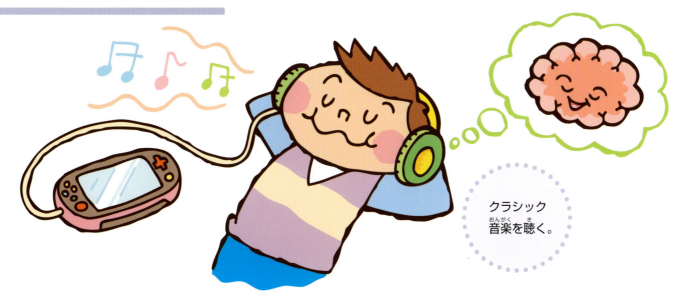

クラシック音楽を聴く。

どこがちがう？ 男性の脳と女性の脳

　男性と女性では、脳のはたらきにちがいが見られ、それぞれに得意なことがあります。

1. 男性の脳内ネットワークは、右脳内、左脳内だけで情報をやりとりすることが多い。一方、女性は右脳と左脳のあいだでやりとりすることが多い。
2. 女性は左右の脳を均等に使い、男性はある部分を集中して使うことが多い。
3. 男性は地図を読むことや迷路を解くことなどが得意だ。女性は表情や身ぶりなど、言語以外の手段を使うことが得意である。

　また、男性の脳と女性の脳では、左右の脳をつなぐ神経のたば（脳梁）の一部にちがいがあるといわれています。

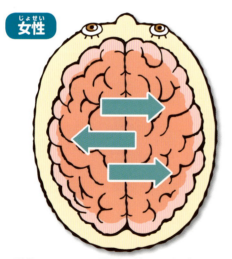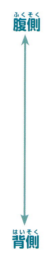

男性にくらべて脳梁が太い。左脳と右脳のあいだでの情報のやりとりが多い。

女性よりも脳梁が細い。左脳と右脳のあいだでの情報のやりとりが少ない。

第3章
脳トレのひみつ

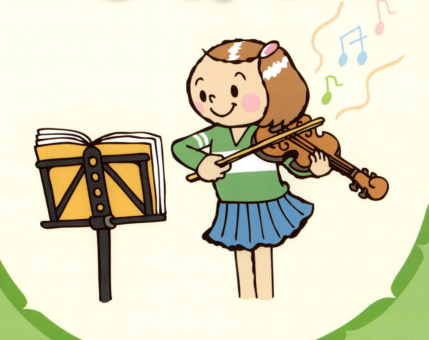

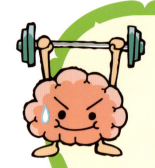

頭がよくなる「脳トレ」って何？

作動記憶の力をきたえるトレーニング方法です。

作動記憶のはたらき

「脳力トレーニング（脳トレ）」は、前頭前野のはたらきの中でもっとも重要な「作動記憶（ワーキングメモリ）」を向上させるためのトレーニング方法です。脳トレを毎日行うことによって、記憶力や創造力をはじめ、さまざまな能力が高まります。

作動記憶とは、おぼえておく必要のあることを短時間だけ記憶し、その記憶を使って作業をするはたらきです。たとえば、みなさんが暗算で「9 + 7」の足し算をするときは、くり上がる数を一時的に記憶し、答えを導き出すでしょう。このときに作動記憶がはたらきます。ほかにも、友だちと話したり、読み書きをしたり、意思決定をしたりするときに作動記憶がはたらきます。

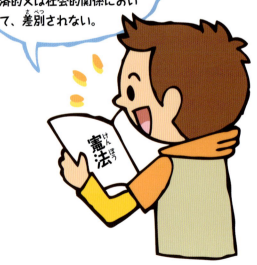

声を出して本を読む
目で見て、声を出し、その声を耳で聞く。

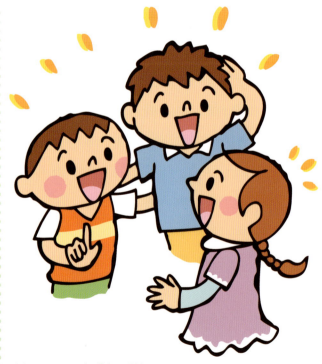

友だちや家族と話をする
相手の気持ちを理解しながらコミュニケーションをとる。

作動記憶トレーニングのやり方

　作動記憶は、みなさんが学校や家庭で勉強をするときに、たくさんはたらきます。とくに、何かをおぼえようとしてくり返し学習をすると、よくはたらきます。

　ですから、作動記憶トレーニングで脳をきたえるためには、きちんと勉強をすればよいのです。逆に考えると、子どもたちが学校で勉強をするシステムを人類がつくり上げてきたのは、作動記憶トレーニングによって、子どもたちの脳をきたえる目的があったからかもしれません。

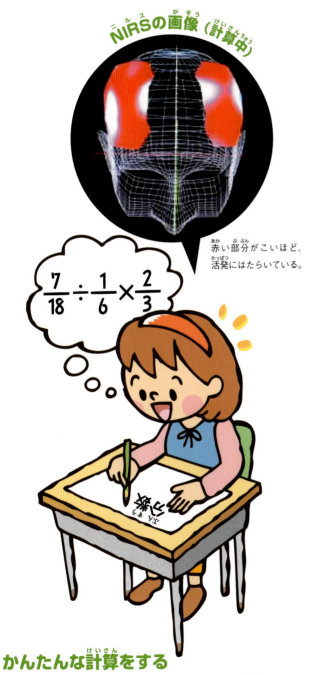

NIRSの画像（計算中）

赤い部分がこいほど、活発にはたらいている。

かんたんな計算をする
自分がちょうどできるくらいのむずかしさの問題がよい。

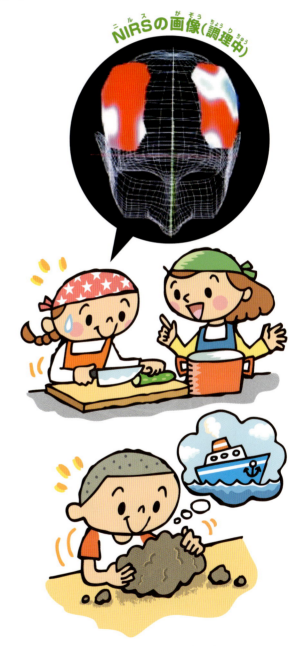

NIRSの画像（調理中）

何かをつくる目的で手や体を動かす
料理や工作など、手づくりでちょうどできるくらいのむずかしさのものがよい。

第3章　脳トレのひみつ

脳トレで上達する！運動と音楽

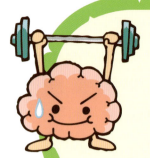

作動記憶のはたらきがよくなると、運動や楽器演奏の能力が向上します。

体と脳の両方をきたえる

脳トレを行うと、運動や競技能力が向上することが明らかになっています。記憶力・がまんする力・ものごとをすばやく判断する力が向上するため、試合のときに頭の中でいろいろな作戦をすばやく立てることができます。

体の筋肉をきたえるだけではなく、脳をきたえ、作動記憶をじょうずにはたらかせましょう。

作動記憶トレーニングの効果

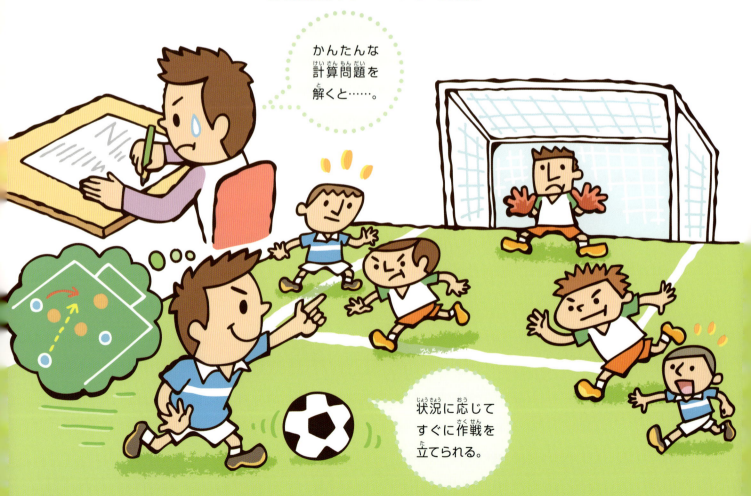

かんたんな計算問題を解くと……。

状況に応じてすぐに作戦を立てられる。

音楽家の脳

ピアニストやバイオリン奏者など、子どものころから長いあいだ楽器の練習をしてきた音楽家は、運動野(→p.16)の一部が大きく発達していることが知られています。練習をくり返すことによって、同じ信号を伝達する神経回路が太くなったためと考えられています。

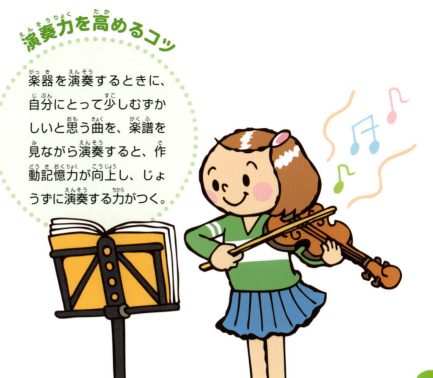

演奏力を高めるコツ

楽器を演奏するときに、自分にとって少しむずかしいと思う曲を、楽譜を見ながら演奏すると、作動記憶力が向上し、じょうずに演奏する力がつく。

メンタルトレーニングも大切

スポーツや音楽の世界では、本番での気のもちようによって、ふだんの自分の実力を十分に出せないことがあります。そのため、意志・意欲・決断力といった精神力を強くするために、「メンタルトレーニング」を取り入れる場合があります。

メンタルトレーニングの方法はたくさんありますが、試合当日や本番の場面を思いうかべ、うまくいったときの自分の体の動きを意識して練習するとよいでしょう。

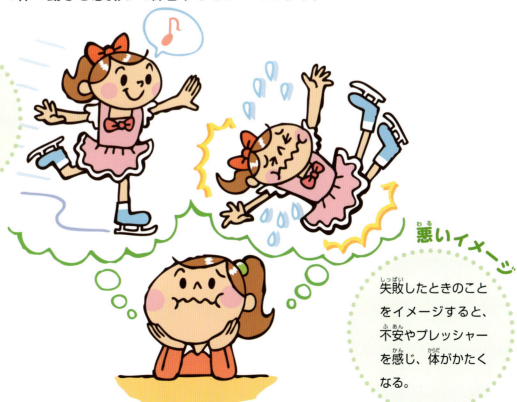

いいイメージ

うまくいったときの自分をイメージして練習すると、自分のもつ能力を最大限に発揮できる。

悪いイメージ

失敗したときのことをイメージすると、不安やプレッシャーを感じ、体がかたくなる。

第3章　脳トレのひみつ

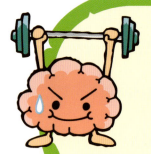

脳トレできたえよう！語学力

英語など、外国のことばを話せるようになるには、どうすればよいでしょう。

ことばを習得するしくみ

わたしたちがことばを話したり、文字を書いたりするときは、目や耳から入ったことばを理解するだけでなく、話したり書いたりするために、口や舌、手の筋肉を動かすなど、さまざまなはたらきを必要とします。

脳の前頭葉（→p.16）の「ブローカ野」という部分は、自分の考えをことばで話したり、文字で書いて表したりするときに、大きな役割をはたしていると考えられています。また、側頭葉（→p.16）の「ウェルニッケ野」という部分は、耳から入った音声やことばの意味を理解しようとするときにかかわっていると考えられています。

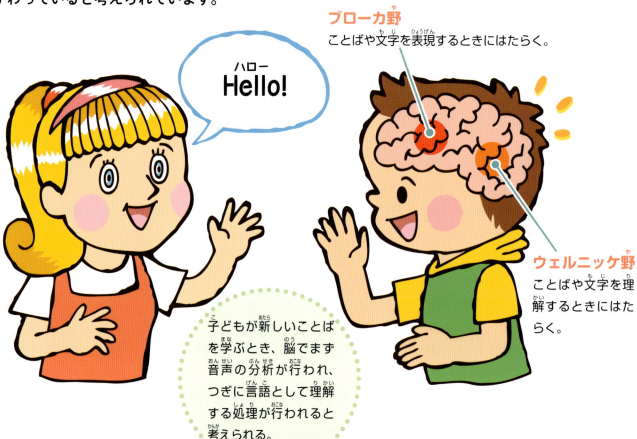

ブローカ野
ことばや文字を表現するときにはたらく。

ウェルニッケ野
ことばや文字を理解するときにはたらく。

子どもが新しいことばを学ぶとき、脳でまず音声の分析が行われ、つぎに言語として理解する処理が行われると考えられる。

英語の文章を声に出して読もう

日本で生まれて育った人は自分で意識をしなくても、日本語をじょうずに使えます。しかし、ふだんから英語（外国語）を話したり書いたりする環境で育っていない人は、英語の単語をおぼえたり、文法を勉強したりしなければなりません。

語学力を向上させるには、日本語と英語を声に出して読むとよいでしょう。日本語と英語を音読しているとき、脳はいろいろな部分が活発にはたらきます。また、英語を話せる先生や友だちといっしょに遊んだり勉強をしたりすると、語学力が身につきます。

つぎの文章を声に出して読もう
（英語で自己紹介）

- ハイ
  Hi.
  こんにちは。

- アイム トゥエルブ イヤーズ オールド
  I'm 12 years old.
  私は12歳です。

- アイ リブ イン フクシマ シティー
  I live in Fukushima City.
  私は福島市に住んでいます。

- アイ ライク アップルズ
  I like apples.
  私はリンゴがすきです。

- アイ ゴー トゥ エレメンタリー スクール
  I go to elementary school.
  私は小学校に通っています。

- アイム イン ザ シクスス グレード
  I'm in the sixth grade.
  私は6年生です。

- マイ バースデー イズ ジャニュアリー フィフティーン
  My birthday is January 15.
  私の誕生日は1月15日です。

- アイ ワント トゥ ビー ア プレジデント
  I want to be a president.
  私は社長になりたいです。

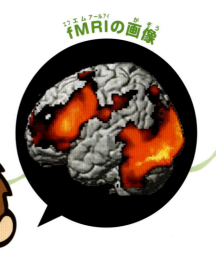

fMRIの画像

日本語しか知らない日本人の場合、脳は、日本語よりも英語を読んでいるときに活発にはたらく。

第3章　脳トレのひみつ

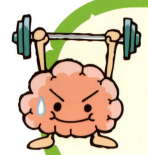

ためしてみよう！
脳の準備運動

脳も体と同じ。準備運動をすると、そのあとは元気にはたらきます。

準備運動のやり方

　算数や数学の勉強をはじめる前に、2〜3学年前に勉強した内容から、かんたんにできそうな問題をさがして解いてみましょう。このとき、できるだけ速く解くようにすることが大切です。時間の目安は長くても5分間です。かんたんな問題をできるだけ速く解くようにすると、脳全体がいっぺんにはたらき出すことがわかっています。そうすると、たとえば、そのあとにむずかしい問題にチャレンジしようとしたときに、脳がよりはたらきやすくなるのです。かんたんな記憶力のテストを大学生にしてみたところ、最初に一けたの足し算を全力で解いたり、教科書を音読したりすると、そのあとにおぼえることができたことがらの量が20％以上もふえました。

　国語・英語・理科・社会の勉強をはじめる前には、いまから勉強するページを2〜3分間、音読しましょう。

　テストで緊張して、頭が真っ白になってしまったときも、いちばんかんたんそうな問題を見つけて、それをサッと解くと、緊張も解けます。おぼえておきましょう。

算数

自分の学年より2〜3学年前の問題を5分以内で解く。

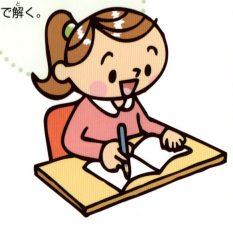

例題

5 + 3 =	5 − 4 =	5 × 3 =	4 ÷ 2 =
8 + 4 =	7 − 7 =	3 × 8 =	9 ÷ 3 =
7 + 6 =	6 − 2 =	7 × 6 =	10 ÷ 5 =
9 + 4 =	8 − 6 =	9 × 8 =	6 ÷ 2 =

国語・英語・理科・社会

これから勉強するページを２〜３分間、音読する。

「ではみなさんは、そういうふうに川だと言われたり、乳の流れたあとだと言われたりしていた、このぼんやりと白いものがほんとうは何かご承知ですか」先生は、黒板につるした大きな黒い星座の図の、上から下へ白くけぶった銀河帯のようなところを指しながら、みんなに問いをかけました。

『銀河鉄道の夜』宮沢賢治（角川書店）より

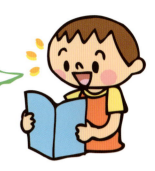

テストのとき

はじめに、かんたんそうな問題を解くと、緊張がやわらぐ。

こっちがかんたん！

2 + 7 =

19 + 8 =

第３章 脳トレのひみつ

「ながら」勉強はダメ

ひとつのことに集中すると、脳は効率よくはたらきます。ラジオやテレビをつけながらの勉強や暗記は効果的ではありません。音楽は気分を落ちつかせますが、歌詞があると、そちらに注意が向いてしまうことがあります。まわりの音が気になるときは、耳せんを使うとよいでしょう。

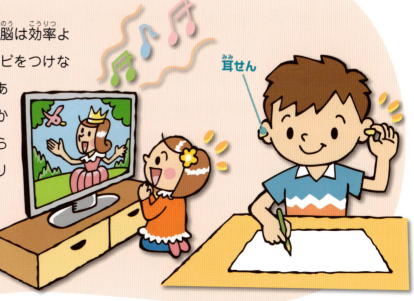

耳せん

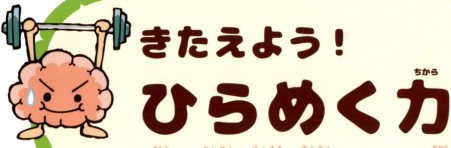

きたえよう！ひらめく力

新しい体験や発想の転換は、ひらめく力を生み出します。

ひらめく力を養うコツ1

たくさん読書をする。

新しいことにちょうせん！

ひらめきや創造性は、何もないところから生み出されるわけではなく、記憶や経験がもとになっています。そのため、本をたくさん読んだり、いろいろな経験をたくさんしたりしている人ほど、いろいろなアイデアがひらめきやすくなります。読書をおすすめするのは、本の登場人物や作者になったつもりで、その生き方や気持ちを追体験できるからです。

また、いつも見ているものでも、ちがう角度から見ると、新しいことに気づくことがあります。そのためには、常識にとらわれずに新しいアイデアを考えたり、旅行をしていろいろな文化や歴史にふれてみたりすることも大事です。

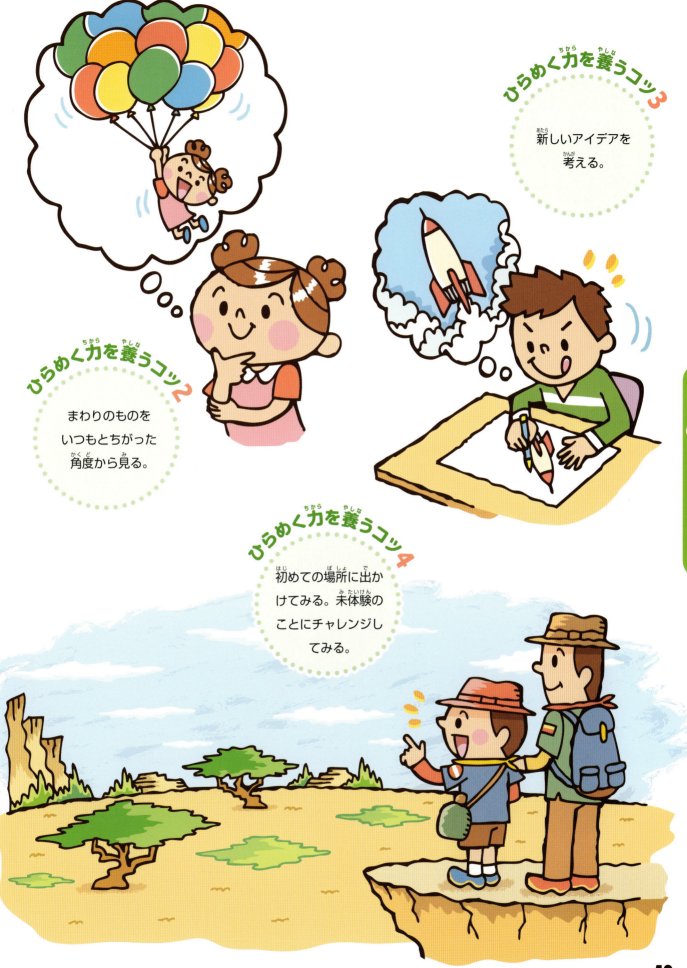

脳トレ計算問題

作動記憶をきたえる！

下の表の数字を計算しましょう。やり方は、横の列の数と縦の列の数を足したり、引いたりします。たとえば、横の列の「8」と、縦の列の「5」を足して、答えは「13」になります。ひとつ下に移ると、横の列の「8」は変わらずに、縦の数が「3」に変わっているので、8＋3の式を計算します。引き算は、横の列の数から縦の列の数を引いて、答えを出しましょう。

問題1 足し算

【　月　　日】
【　分　　秒】

＋	8	7	6	9	1	3	0	4	2	5
5										
3										
1										
6										
2										
4										
7										
8										
9										
0										

問題2 引き算

【　月　　日】
【　分　　秒】

－	11	10	19	18	15	12	16	13	17	14
7										
0										
4										
6										
9										
3										
5										
2										
1										
8										

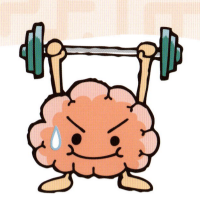

左ページを
コピーして
使ってね！

解答1 足し算 【　点】

+	8	7	6	9	1	3	0	4	2	5
5	13	12	11	14	6	8	5	9	7	10
3	11	10	9	12	4	6	3	7	5	8
1	9	8	7	10	2	4	1	5	3	6
6	14	13	12	15	7	9	6	10	8	11
2	10	9	8	11	3	5	2	6	4	7
4	12	11	10	13	5	7	4	8	6	9
7	15	14	13	16	8	10	7	11	9	12
8	16	15	14	17	9	11	8	12	10	13
9	17	16	15	18	10	12	9	13	11	14
0	8	7	6	9	1	3	0	4	2	5

解答2 引き算 【　点】

−	11	10	19	18	15	12	16	13	17	14
7	4	3	12	11	8	5	9	6	10	7
0	11	10	19	18	15	12	16	13	17	14
4	7	6	15	14	11	8	12	9	13	10
6	5	4	13	12	9	6	10	7	11	8
9	2	1	10	9	6	3	7	4	8	5
3	8	7	16	15	12	9	13	10	14	11
5	6	5	14	13	10	7	11	8	12	9
2	9	8	17	16	13	10	14	11	15	12
1	10	9	18	17	14	11	15	12	16	13
8	3	2	11	10	7	4	8	5	9	6

さくいん

あ行

アイデア　58, 59
暗記　19, 27, 33, 57
胃　44
胃腸　21
命　10, 14, 15
ウェルニッケ野　54
うつ病　24
右脳　36, 37, 48
運動　2, 14, 52
運動神経　20
運動野　16, 53
英語　54, 55, 56
エネルギー　44, 45
エネルギー消費量　45
fMRI（機能的MRI）　25, 55
MRI（磁気共鳴断層撮影）　24, 25
延髄　14, 37
おしっこ　21
音楽　36, 52, 57
音読　55, 56

か行

改正臓器移植法　29
海馬　32, 33, 40
化学物質　22
学習障害（LD）　26, 27
下垂体　35
がまん　19
考える力　30
感覚器　16, 32, 33
感覚神経　20
眼窩前頭皮質　42
感情　9, 13, 19, 36
肝臓　29, 44, 45
記憶（記憶力）　9, 30, 32, 33, 34, 35, 40, 41, 50, 52, 56, 58
器官　20, 41
気管支　21
基底核　42
嗅覚　17
橋　14
魚類　12
筋肉　44, 45
グリア細胞　22, 23
グリコーゲン　44
計算　9, 51
血圧　10, 15, 20, 41
血液　15, 25
血管　24, 25, 44
健康保険証　29
交感神経　20, 21, 41
広汎性発達障害　26
高齢者　30, 32
語学力　54
呼吸　10, 15, 21, 34
国語　56, 57
コミュニケーション　26
コンピュータゲーム　46

さ行

錯視　38
作動記憶（ワーキングメモリ）　50, 51, 52, 53
左脳　36, 37, 48
算数　56
CT（X線コンピュータ断層撮影）　24, 25
視覚　16, 17
視覚野　16
軸索　22, 23
思考（思考力）　13, 18, 34
脂質　44
舌　16, 17
シナプス　22, 23, 30
自閉性障害（自閉症スペクトラム；ASD）　26, 27
社会　56, 57
集中（集中力）　19, 27, 34, 46
樹状突起　22, 23
障害　15, 26, 27
小腸　44
小脳　8, 9, 12, 13
植物状態　28
触覚　17
自律神経　14, 20, 21
神経　9, 14, 20, 22, 37
神経細胞　22, 23, 30, 33
神経繊維　22, 36
心臓　15, 21, 29, 41, 45
腎臓　29, 41, 45
心臓死　28
心拍数　15, 21, 41
ずいしょう　22
睡眠　15, 34
数学　56
スマートフォン（スマホ）　46
精神力　53
脊髄　14, 20, 21, 23, 37
せきつい動物　12
前頭前野　2, 3, 10, 11, 16, 18, 19, 42, 46, 47
前頭葉　2, 16, 54
全脳死　28
臓器提供　28
臓器提供意思表示カード　29
臓器の移植に関する法律（臓器移植法）　28, 29

た行

側頭葉 …………………… 16, 54
側頭連合野 ………………… 16
体温 ………… 10, 15, 20, 34, 41
体性感覚野 …………………… 16, 17
体性神経 …………………… 14, 20
大脳 … 2, 8, 9, 10, 12, 13, 14, 15,
16, 17, 18, 32, 33, 34, 35, 36, 37
大脳死 ………………………… 28
大脳辺縁系 …………………… 40
大脳皮質 ……… 13, 16, 42, 46
短期記憶 ……………………… 32
炭水化物 ……………………… 44
タンパク質 …………………… 44
注意欠陥・多動性障害
（AD／HD）…………… 26, 27
中枢神経 …………… 20, 26, 27
中脳 …………………………… 14
聴覚 ……………………… 16, 17
聴覚野 ………………………… 16
長期記憶 …………………… 32, 33
朝食 …………………………… 43
鳥類 ……………………… 12, 13
テスト ……………………… 56, 57
徹夜 …………………………… 34
テレビ ……………………… 46, 57
電気信号 …………………… 22, 30
頭がい骨 ……………………… 8
どうこう ……………………… 21
頭頂連合野 …………………… 16
動物 …………………………… 12
糖類 …………………………… 44
読書 …………………………… 58

な行

「ながら」勉強 ……………… 57
なみだ ………………………… 21
日本臓器移植ネットワーク …… 29
ニューロン …………………… 22

NIRS（近赤外線スペクトロスコピー、
光トポグラフィー検査）…… 24, 51
認知症 ………………………… 24
脳幹 … 8, 9, 12, 13, 14, 15, 34, 35
脳幹死 ………………………… 28
脳梗塞 ………………………… 24
脳死 …………………………… 28
脳死判定 ……………………… 28
脳出血 ………………………… 24
脳腫瘍 ………………………… 24
脳梁 ……………………… 36, 48
脳力トレーニング（脳トレ）
…………………… 50, 52, 54
ノンレム睡眠 ………………… 35

は行

パーキンソン病 ……………… 24
爬虫類 …………………… 12, 13
発達障害 ………………… 24, 26
鼻 ………………………… 16, 17
早ね早おき …………………… 43
判断（判断力）…… 18, 30, 38, 40
左利き ………………………… 37
皮ふ ……………… 16, 17, 22, 45
ひらめき ……………………… 58
副交感神経 ………………… 20, 21
副腎 …………………………… 41
ブドウ糖 ………………… 44, 45
ブローカ野 …………………… 54
PET（陽電子放射断層撮影）
………………………… 24, 25
勉強 ………………… 2, 34, 42,
43, 44, 51, 55, 56
扁桃体 …………………… 40, 41
ペンフィールド ……………… 17
放射線 ………………………… 25
ほ乳類 …………………… 12, 13, 19

ま行

末梢神経 ……………………… 20

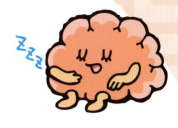

漫画 …………………………… 46
味覚 …………………………… 17
右利き …………………… 36, 37
ミトコンドリア ……………… 45
耳 ………………… 16, 17, 33, 41, 54
脈拍 ……………………… 20, 34
目 ……………… 16, 17, 33, 38, 41, 54
ものわすれ …………………… 30

や行

野 ……………………………… 16
やる気 …………………… 42, 43
読み書き ……………………… 50

ら行

理科 ……………………… 56, 57
両生類 ………………………… 12
霊長類 ………………………… 13
レム睡眠 ……………………… 35

わ行

わすれもの …………………… 46

監修	川島隆太	かわしま・りゅうた

1959年生まれ。東北大学医学部卒。同大学大学院医学研究科修了。医学博士。スウェーデン王国カロリンスカ研究所客員研究員、東北大学加齢医学研究所助手、同講師を経て、2006年東北大学加齢医学研究所教授（脳機能開発研究分野）。2014年より東北大学加齢医学研究所所長。

執筆	大井直子
イラスト	柴崎ヒロシ
編集・デザイン	ジーグレイプ株式会社
写真協力	【p38〜39、見返し】新井仁之（東京大学大学院数理科学研究科）、新井しのぶ／【p3、p24〜25】PET-CT……株式会社フィリップスエレクトロニクスジャパン／MRI、CT……株式会社日立製作所／【p25、51、55】fMRI（画像）、PET（画像）、NIRS（画像）……川島隆太／【p29】日本臓器移植ネットワーク
おもな参考文献	『絵でわかる！脳っておもしろい ① ワクワク！脳ってなんだろう』川島隆太監修（岩崎書店）／『絵でわかる！脳っておもしろい ② ドキドキ！心は脳のなかにある』川島隆太監修（岩崎書店）／『絵でわかる！脳っておもしろい ③ ピピピッ！脳がひらめく・脳がおぼえる』川島隆太監修（岩崎書店）／『絵でわかる！脳っておもしろい ④ グングン！脳をきたえよう』川島隆太監修（岩崎書店）／『元気な脳が君たちの未来をひらく―脳科学が明かす「早寝早起き朝ごはん」と「学習」の大切さ』川島隆太著（くもん出版）／『自分の脳を自分で育てる―たくましい脳をつくり、じょうずに使う』川島隆太著（くもん出版）／『脳を育て、夢をかなえる―脳の中の脳「前頭前野」のおどろくべき働きと、きたえ方』（くもんジュニアサイエンス）』川島隆太著（くもん出版）／『脳のひみつにせまる本 ① 脳研究の歴史』川島隆太監修（ミネルヴァ書房）／『脳のひみつにせまる本 ② 目で見る脳のはたらき』川島隆太監修（ミネルヴァ書房）／『脳のひみつにせまる本 ③ 脳科学の最前線』川島隆太監修（ミネルヴァ書房）／『脳年齢チェック 脳を知る5種類のテスト／川島教授が、手軽にできる脳トレーニングも提案！』川島隆太著（PHP研究所）／『「図解」頭がよくなる朝、10分の習慣―簡単！今日からできる記憶力・創造力・学習力アップの切り札』川島隆太著（PHP研究所）／『脳と心のしくみ』池谷裕二監修（新星出版社）／『脳・神経のしくみ』石浦章一監修（マイナビ出版）／『生命ふしぎ図鑑 脳のしくみ』ロバート・デーサル、パトリシア・J・ウィン著、井上貴央訳（西村書店）ほか

脳のひみつ
しくみ、はたらきがよくわかる！

2016年11月7日　第1版第1刷発行

監修者　川島隆太
発行者　山崎　至
発行所　株式会社PHP研究所
　　　　東京本部　〒135-8137　江東区豊洲5-6-52
　　　　　　児童書局　出版部　☎03-3520-9635（編集）
　　　　　　　　　　　普及部　☎03-3520-9634（販売）
　　　　京都本部　〒601-8411　京都市南区西九条北ノ内町11
　　　　PHP INTERFACE　http://www.php.co.jp/
印刷所　共同印刷株式会社
製本所　東京美術紙工協業組合

©g.Grape Co.,Ltd. 2016 Printed in Japan　　ISBN978-4-569-78597-4

※本書の無断複製（コピー・スキャン・デジタル化等）は著作権法で認められた場合を除き、禁じられています。また、本書を代行業者等に依頼してスキャンやデジタル化することは、いかなる場合でも認められておりません。

※落丁・乱丁本の場合は弊社制作管理部（☎03-3520-9626）へご連絡下さい。送料弊社負担にてお取り替えいたします。

63P　29cm　NDC491

どんなふうに見えるかな❓

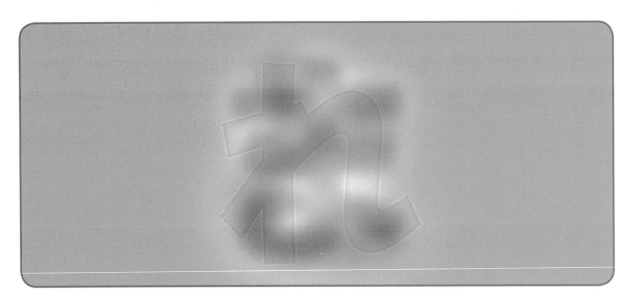

文字が変化する❓

遠くから見たときと、近くから見たときで、別の文字が見えてくる。
（作品名：「スーパーハイブリッド画像とまれ」／新井仁之・新井しのぶ作）

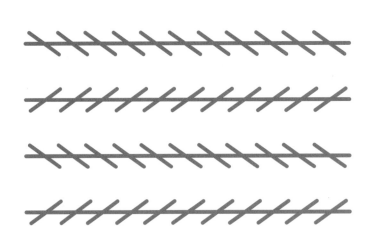

横の線がかたむいている❓

横の線は、すべて平行にならんでいるが、目の錯覚により、かたむいて見える。1860年にドイツの天文・物理学者ツェルナーが発見した。